脑卒中合并冠心病运动康复

杨坚 李擎 朱福 /主编

Stroke Combined with
Coronary Heart Disease Exercise Rehabilitation

复旦大學 出版社

编委会

主　编
杨　坚（上海市徐汇区中心医院）
李　擎（上海市徐汇区中心医院）
朱　福（上海市徐汇区中心医院）

主　审
励建安（江苏省人民医院）
范　薇（复旦大学附属中山医院）

编　委（按姓氏笔画排序）
丁珊珊（上海市徐汇区中心医院）
王硕硕（上海市徐汇区中心医院）
王　磊（南京中医药大学）
卞士平（上海市徐汇区中心医院）
朱利月（浙江医院）
朱　福（上海市徐汇区中心医院）
乔　蕾（上海市徐汇区中心医院）
刘功亮（上海市徐汇区中心医院）
刘邦忠（复旦大学附属中山医院）
杨　坚（上海市徐汇区中心医院）
李　擎（上海市徐汇区中心医院）

张　颖(上海市徐汇区中心医院)
陆志辉(复旦大学附属中山医院)
范　利(上海市徐汇区中心医院)
赵莉芳(上海市徐汇区中心医院)
荣积峰(上海市第一康复医院)
洪　怡(上海市第一康复医院)
袁文超(上海市徐汇区中心医院)
黄璞峰(上海市徐汇区中心医院)
曹伟峰(上海市斜土街道卫生服务中心)

致 谢

我们非常高兴能与康复同仁们共同分享脑卒中合并冠心病运动康复的难点与问题,来自国内很多知名的专家给了我们很大的鼓励与帮助,才使得这本书成为现实。由衷地感谢所有传授和分享专业知识、开拓我们思路、激励我们编写书稿的人,特别感谢那些在百忙之中参与编著和指导、帮助我们的人,正是大家多方推动,才成为我们编著此书的源动力。

《脑卒中合并冠心病运动康复》是近5年来国内多家专业医疗机构的康复医师、治疗师、心内科、神经科医师的共同知识积累与努力的结果。我们衷心感谢加入这支编著队伍的每个人,特别感谢那些曾为此书默默付出而未在书中留下姓名的每个人,衷心感谢过去曾经在我们科室工作过以及现在仍然在科工作的人,著作的主编感谢您为本书所做的工作,感谢您在创作此书过程中投入的难以计算的时间与精力。

最后我们还要深深地感谢所有的脑卒中合并冠心病患者,是你们给了我们编著此书的目标,也是你们配合拍摄的训练照片使读者对于本书的理解更加生动形象。

作者
2019年3月于上海

序

众所周知,心脑血管病已高居我国城乡居民慢性病发病率的首位。许多脑卒中或冠心病的患者病后都遗留有不同程度的心肺耐力下降与肢体运动、躯体平衡能力的受限,严重影响其日常活动与生存质量,给个人与家庭带来很大的困扰。随着神经康复与心脏康复机构的日益增多,相关康复技术的普及,越来越多接受康复治疗的脑卒中和冠心病患者及家庭从中受益。当然,在上述患者人群中,还有一类特殊的脑卒中合并冠心病伴有偏侧肢体运动功能障碍的患者,因其存在有别于正常人的异常运动模式,故对其简单地照搬冠心病的康复训练方法往往不合适。如何在满足脑卒中合并冠心病伴有偏瘫患者进行肢体运动康复的同时,兼顾到其心肺耐力的恢复与提升,是一个很值得临床探索的问题。

我有幸提前翻阅本书,书中重点介绍了脑卒中与冠心病的临床特点、常见的运动功能障碍、相关的康复评定及康复训练方法;适合基层机构和家庭的脑卒中合并冠心病患者康复的院内、外管理与健康教育;特别是增加了康复过程中可能出现的运动损伤处理,介绍了脑卒中合并冠心病患者运动康复的成功案例以供初学者借鉴;还加入了早期及重症脑卒中合并冠心病患者的运动康复实施。全书极有针对性且内容丰富,为临床上对该类患者的综合、全程康复与管理提供了有益的指导与参考。

本书以上海市徐汇区中心医院康复科杨坚主任及同仁近6年在相关领域的临床工作为基础,借鉴了《脑卒中合并稳定性冠心病运动康复专家共识》，由杨坚主任牵头，汇聚了国内多位从事心脑血管病诊治与康复的专家，共同编写而成，旨在为开展脑卒中后存在肢体运动功能障碍又伴有冠心病康复业务的机构与专业人员提供了指导与帮助，也为该类患者在社区与家庭进行持续康复提供借鉴参考。我相信，随着更多专业同仁不断深入实践，在脑卒中合并冠心病康复领域，一定会有更多的经验积累与成果收获，期待着今后能看到本书有更为完善的再版。

2019 年 1 月

前 言

随着我国社会城镇化的进展与人口老龄化的加剧,心脑血管病已高居我国城乡居民慢性病发病率的首位。在我国,脑卒中最常见的类型是脑梗死,占全部脑卒中的70%,而脑梗死后70%～80%的患者因为残疾而不能独立生活。同时,国内外的临床文献又显示:61.9%的非致死性脑卒中后患者冠状动脉造影有冠状动脉斑块;25%～30%的脑卒中患者同时患有冠心病、心律失常等心血管病,37%的脑卒中患者伴有缺血性心脏病,脑卒中后患者的心肌梗死发病率为2.2%。

由于脑卒中后多数患者存在不同程度的肢体运动功能障碍,偏瘫患者大部分倾向于坐位生活方式,其运动耐量(包括心肺耐力和肌耐力)下降,同时肢体肌力、肌张力、运动模式、运动灵活性、技巧性异常,故其步行活动的能量消耗大于肢体功能正常的人,因此心脏负荷增加,从而可能增加运动相关的心血管事件的发生。脑卒中后存在肢体运动功能障碍的运动康复由于其有目共睹的治疗效果已日益被国人接受,而冠心病患者经皮冠状动脉介入治疗(percutaneous coronary intervention,PCI)虽已成为冠心病患者最重要的血运重建手段,但大量临床应用显示:仅通过PCI术和药物治疗并不能持续有效改善稳定性冠心病患者的预后,PCI术既不能逆转或减缓冠状动脉粥样硬化的生物学进程,也不能消除冠心病危险因素。20世纪80年代以来的循证医学结果表明,以运动为基础的心脏康复可使冠心病患者全因死亡率下降15%～28%,心源性死亡率下降26%～31%,猝死降低37%。加上与此同时加以生活方式的改善,控制心血管疾病的各种危险因素,即可延缓动脉粥样硬化进程,并降低急性缺血性冠状动脉事件的发生率和住院率。

脑卒中合并稳定性冠心病患者的运动康复,应控制脑卒中与冠心病共同的危险因素(高血压病、血脂异常、高血糖、超重和肥胖),降低脑卒中和冠心病事件的发生风险,提高患者的运动耐量和功能性活动能力。临床上,鉴于对脑卒中合并稳定性冠心病的偏瘫患者实施运动康复,有着与单纯脑卒中偏瘫患者(无须精确控制运动强度)或单纯稳定性冠心病患者(无肢体偏瘫导致的运动困难)不一样的特殊性与差异性,如何科学、有效、安全地开展运动康复是摆在我们面前一个亟需解决的重要问题。

本书以前期发表的《脑卒中合并稳定性冠心病运动康复专家共识》为基础,结合上海市徐汇区中心医院近6年在相关领域的临床实践,汇聚了全国几十位从事心脑血管病康复的专家,共同编写而成。本书的出版为开展脑卒中后存在肢体运动功能障碍又伴有稳定性冠心病康复业务的机构与专业人员提供了指导与帮助,也为该类患者在社区与家庭进行持续的康复提供借鉴与参考。

目 录

第一章 脑卒中合并冠心病的临床特点 ·················· 1
 第一节 脑卒中的临床特点 ························· 1
 第二节 冠心病的临床特点 ························ 17

第二章 脑卒中后常见的功能障碍 ···················· 34
 第一节 躯干、肢体运动功能障碍 ··············· 34
 第二节 柔韧、平衡与协调性障碍 ··············· 41
 第三节 呼吸功能障碍 ···························· 48

第三章 脑卒中合并冠心病的康复评定 ··············· 54
 第一节 疾病情况评定 ···························· 54
 第二节 危险因素评定 ···························· 57
 第三节 运动功能评估 ···························· 59
 第四节 心肺功能评估 ···························· 67
 第五节 生存质量评定 ···························· 78
 第六节 运动中的心电监测 ······················ 81

第四章 脑卒中合并冠心病的康复 ···················· 88
 第一节 改善受损肢体功能 ······················ 88
 第二节 肌力训练 ································· 98
 第三节 肌张力异常的训练 ···················· 105

第四节	柔韧性和平衡训练	110
第五节	步行训练	116
第六节	有氧运动与阻抗运动	124
第七节	呼吸功能训练	133
第八节	日常生活自理能力训练	140
第九节	传统康复治疗	146

第五章 早期及重症脑卒中合并冠心病患者的运动康复实施 … 151

第一节	概述	151
第二节	康复介入时机	152
第三节	运动康复的适应证及禁忌证	153
第四节	早期运动康复的常用方法	156

第六章 脑卒中合并冠心病患者的院内康复管理 … 161

第一节	工作流程	161
第二节	运动监测	162
第三节	人员配备培训和场地设施	167
第四节	急救流程	169

第七章 脑卒中合并冠心病的院外康复管理 … 178

第一节	社区与家庭康复	178
第二节	危险信号识别	182
第三节	远程监护	186
第五节	急救流程	191

第八章 脑卒中合并冠心病患者的健康教育 … 195

第一节	用药指导	195
第二节	合理的膳食营养	209

第三节　心理干预 ·············· 212
　　第四节　戒烟 ·················· 215
　　第五节　血脂管理 ·············· 219
　　第六节　高血压 ················ 221
　　第七节　糖尿病 ················ 223

第九章 脑卒中合并冠心病患者运动损伤的康复治疗 ········ 226
　　第一节　肩袖损伤 ·············· 226
　　第二节　肱二头肌腱病变 ········ 229
　　第三节　膝关节半月板损伤 ······ 231
　　第四节　膝关节前交叉韧带损伤 ·· 233
　　第五节　合理运动 ·············· 237

第十章 脑梗死合并冠心病患者运动康复病例 ········ 239
　　第一节　病例一 ················ 239
　　第二节　病例二 ················ 245

参考文献 ························ 252

第一章 脑卒中合并冠心病的临床特点

第一节 脑卒中的临床特点

脑卒中是一种急性脑血管病，即血管管腔闭塞、血管破裂、血管壁损伤或血液成分异常等原因引起的一组急性脑循环障碍所致的局限或全面性脑功能缺损综合征，分为缺血性脑卒中和出血性脑卒中。缺血性脑卒中包括短暂性脑缺血（transient ischemic attack，TIA）和脑梗死。出血性脑卒中包括脑出血和蛛网膜下隙出血，是由于脑部血管破裂而导致的脑组织损伤。

● 脑卒中合并冠心病 ●

脑卒中合并冠心病是指脑循环障碍所致的局限或全面性脑功能缺损同时伴有由于冠状动脉粥样硬化使管腔狭窄、痉挛或阻塞，导致心肌缺血、缺氧或坏死而引起的心脏病。

一、短暂性脑缺血

（一）定义

短暂性脑缺血（TIA）是指由于脑或视网膜局灶性缺血所致的、不伴急性梗死的短暂性神经功能缺损发作。一般多在 1~2 h 恢复，不遗留神经功能缺损症状和体征，且影像学无急性脑梗死的证据。

（二）分型

TIA 的临床症状多种多样，根据受累血管分布可分为颈内动脉系统 TIA 和椎-基底动脉系统 TIA。

（三）病因与发病机制

TIA 的病因和发病机制学说很多，主要有以下几种。

1. 微血栓　来源于颈部和颅内大动脉的动脉粥样硬化斑块破裂后栓子或心源性微栓子脱落随血液流入脑中，阻塞远端血管引起 TIA 临床症状。当微栓子崩解或移动到远端血管则局部血流恢复，症状消失。

2. 血流动力学改变　在颈部或颅内动脉狭窄基础上，出现低血压或血压波动，狭窄部位远端血管的血流减少，引起 TIA 临床症状。当血压回升，局部脑血流恢复正常后，症状消失。

3. 血液成分改变　真性红细胞增多症引起血液中有形成分在脑部微血管淤积而阻塞微血管，血小板增多症、贫血、白血病、异常蛋白血症、血纤维蛋白原含量增高和血液高凝状态都可引起 TIA。

4. 其他　脑血管痉挛或受压、颅内动脉炎和脑盗血综合征可引起一过性脑缺血发作；当无名动脉和锁骨下动脉狭窄或闭塞同时上肢活动引起椎动脉-锁骨下动脉盗血可引起 TIA。

（四）临床表现

TIA 多发生于老年人（50～70 岁），男性多于女性，多伴有脑血管病的危险因素，如血脂异常、糖尿病、高血压、动脉粥样硬化和心脏病等。起病突然，迅速出现局灶性神经系统或视网膜功能缺损，一般 1～2 h 恢复，不遗留神经功能缺损症状和体征；多反复发作，每次发作临床表现基本相似；具有发作性、短暂性、可逆性、反复性的特征。

1. 颈内动脉系统 TIA　常见症状有病变对侧发作性的面瘫、肢体单瘫、偏瘫及单肢或偏身麻木。特征性症状包括眼动脉受累可致病变侧单眼一过性黑矇或失明,对侧肢体感觉障碍及偏瘫;优势半球受累可出现失语,非优势半球受累出现体象障碍;颈内动脉外壁交感神经节后纤维受损则出现同侧霍纳(Horner)征及对侧感觉障碍及偏瘫。

2. 椎-基底动脉系统 TIA　更易反复发作,最常见脑干前庭系统缺血症状即眩晕、恶心、呕吐。少数有迷路动脉缺血则伴耳鸣。特征性症状包括如下。

(1) 交叉性感觉障碍:病变侧面部和对侧半身感觉障碍。

(2) 脑神经交叉性瘫痪:病变侧脑神经麻痹及对侧肢体偏瘫。

(3) 大脑后动脉缺血:一侧或两侧视力障碍或视野缺损。

(五) 辅助检查

包括血常规、凝血功能、血糖、血脂等检查以查找病因、判断预后。心电图、超声心动图检查明确是否有心源性栓子的可能。头部 CT 及 MRI 检查多为正常。磁共振弥散加权成像(diffusion weighted imaging,DWI)有助于发现新发梗死灶。在 TIA 发作时磁共振灌注加权成像(perfusion weighted imaging,PWI)检查可显示局部缺血性改变。经颅多普勒(transcranial Doppler,TCD)检查可监测微栓子、发现狭窄或闭塞的颅内大动脉及狭窄程度。颈动脉超声检查可发现颈部动脉和椎-基底动脉的颅外段动脉粥样硬化斑块、血管狭窄及闭塞情况。脑血管影像学检查有助于了解脑部血管狭窄情况。

(六) 诊断

多数 TIA 患者就诊时临床症状已消失,故主要依靠病史,中老年人突发局灶性、符合颈内动脉系统和椎-基底动脉系统及其分支缺血的脑损害症状,持续数分钟或数小时后完全恢复,头颅 CT 和 MRI 检查正常或 DWI 未见急性病灶,并排除其他疾病后,则可诊断 TIA,如有条件应行 CT 血管造影(CT angiography,CTA)、磁共振血管成像(magnetic resonance angiography,MRA)或脑血管造影(digital subtraction angiography,DSA)检查明确责任血管。

(七) 治疗

1. 药物治疗　包括抗血小板聚集药物(阿司匹林、氯吡格雷)、抗凝治疗(伴有心房颤动、风湿性二尖瓣病变及人工机械瓣膜等的短暂性脑缺血患者)、钙拮抗剂(防止血管痉挛,增加血流量,改善微循环)、中医中药等。

2. 病因治疗　是预防短暂性脑缺血复发的关键。针对高血压、糖尿病、血脂异常等脑血管病危险因素进行积极有效地干预。同时建立健康的生活方式,合理运动,适度降低体重,避免酗酒。

3. 手术和介入治疗　常用颈动脉内膜切除术和动脉血管成形术。

二、脑梗死

(一) 定义

脑梗死(cerebral infarction)又称缺血性脑卒中(cerebral ischemic stroke),是由于脑部血管狭窄或阻塞所导致的神经功能缺损综合征,存在影像学证实的新发梗死灶,其引起的神经系统局灶性症状和体征与受累血管的血供区域相一致。

(二) 分型

关于脑梗死的分型方法很多。牛津郡社区卒中计划分型(Oxfordshire community stroke project,OCSP)根据临床表现将脑梗死分为全前循环梗死、部分前循环梗死、后循环梗死和腔隙性梗死4种类型。目前，国际上广泛使用TOAST分型（trial of org 10172 in acute stroke treatment）将脑梗死按病因分为大动脉粥样硬化型、心源性栓塞型、小动脉闭塞型、其他明确病因型和不明原因型。中国缺血性卒中亚型（Chinese ischemic stroke subclassification，CISS分型）将大动脉粥样硬化、心源性栓塞、小动脉闭塞作为脑梗死最主要的3种病因，以判断预后、指导治疗和选择二级预防措施。

（三）病因与发病机制

各类型脑梗死的病因和发病机制如下。

1. **大动脉粥样硬化性脑梗死** 该类型脑梗死主要是各种原因导致的颅内、颈部及主动脉弓大动脉粥样硬化导致血栓形成、动脉到动脉栓塞、载体动脉病变堵塞穿支动脉及低灌注等。

2. **心源性脑栓塞** 心房颤动、心房扑动、心脏瓣膜病、人工心脏瓣膜、感染性心内膜炎、心肌梗死、心肌病、心力衰竭、心脏黏液瘤等心脏疾病在心脏内壁和瓣膜形成血栓或赘生物脱落后阻塞脑动脉，引起脑栓塞。

3. **小动脉闭塞性脑梗死** 高血压引起的脑部小动脉玻璃样变、动脉粥样硬化性病变及纤维素样坏死；糖尿病引起小血管病变；小穿支动脉粥样硬化、血管炎及遗传性疾病导致直径100～200 μm的深穿支管腔狭窄，当有微栓子脱落或血栓形成阻塞血管且侧支循环差，则可引起缺血性梗死。

（四）临床表现

1. **大动脉粥样硬化性脑梗死** 中老年患者多见，病前有高血压、糖尿病、血脂异常及冠心病等脑梗死危险因素，部分患者发病前有TIA发作。临床表现取决于梗死灶的部位及大小，主要有局灶性神经功能缺损症状和体征，如偏瘫、偏身感觉障碍、失语、共济失调等，患者一般意识清楚，部分患者有头痛、呕吐、昏迷等全脑症状。基底动脉闭塞或大面积脑梗死患者病情严重，出现意识障碍，甚至形成脑疝，最终导致死亡。

（1）颈内动脉闭塞临床表现复杂多样，有同侧 Horner 征及对侧偏瘫、偏身感觉障碍、双眼对侧同向性偏盲，优势半球受累可出现失语，非优势半球受累出现体象障碍，当眼动脉受累时，可有单眼一过性失明，偶有永久性失明。

（2）大脑中动脉闭塞可出现对侧偏瘫、偏身感觉障碍、同向性偏盲，可伴有双眼向病灶侧凝视，优势半球受累可出现失语，非优势半球受累可出现体象障碍。临床症状主要取决于闭塞部位及侧支循环状况，如主干闭塞多有不同程度意识障碍，脑水肿严重时可致脑疝甚至死亡。

（3）大脑前动脉闭塞，可有对侧偏瘫（非近段闭塞时下肢重于上肢）、感觉障碍；优势半球病变有布罗卡（Broca）失语，尿失禁，对侧强握反射。深穿支闭塞则有对侧面、舌瘫和上肢轻瘫。双侧大脑前动脉闭塞出现双下肢瘫痪、尿潴留或尿失禁，淡漠、欣快等精神症状。

（4）大脑后动脉闭塞，如为主干闭塞有对侧偏盲、偏瘫及偏身感觉障碍，丘脑综合征，优势半球受累可伴失读。皮质支闭塞出现双眼对侧视野同向偏盲（有黄斑回避），偶为象限盲，可伴视幻觉、视物变形和视觉失认。深穿支闭塞可出现丘脑综合征、韦伯（Weber）综合征、红核丘脑综合征等表现。

（5）椎动脉闭塞可出现延髓背外侧综合征。

（6）基底动脉闭塞，如为主干闭塞可出现眩晕、恶心、呕吐、眼球震颤、复视、构音障碍、吞咽困难、共济失调等。病情进展迅速可出现四肢瘫、延髓性麻痹、中枢性高热、昏迷，常导致死亡。分支闭塞可出现脑桥前下部综合征、闭锁综合征及基底动脉尖综合征。

2. 心源性脑栓塞　多有风湿性心脏病或心房颤动病史。任何年龄均可发病,很少有前驱症状,症状常在数秒钟或数分钟达到高峰,起病后多数患者有意识障碍,但持续时间较短。临床症状取决于栓塞的血管及阻塞的位置,表现为局灶性神经功能缺损(详见大动脉粥样硬化性脑梗死)。如椎-基底动脉或颅内大动脉栓塞可出现颅内压增高,短时间内出现昏迷。心源性脑栓塞引起急性脑血液循环障碍可出现癫痫发作。

3. 小动脉闭塞性脑梗死　多有长期高血压病史,常见于中老年人,急性起病,一般无头痛及意识障碍。多数表现为腔隙性脑梗死症状,常见综合征有4种:纯运动性轻偏瘫、构音障碍-手笨拙综合征、纯感觉性卒中和共济失调性轻偏瘫。

(五) 辅助检查

血常规、凝血功能、血糖、血脂、肾功能及电解质等有利于发现脑卒中的危险因素。心电图、超声心动图检查有利于判断缺血性脑卒中是否有心源性栓子的可能。特殊检查还包括24 h动态心电图、经食管超声心动图。头部CT及MRI检查可显示脑栓塞的部位和范围。CT检查对急性期的小梗死灶不敏感,特别是脑干和小脑的小梗死灶更难检出。与CT检查相比,MRI检查可以发现脑干、小脑梗死及小灶梗死。DWI可以早期显示缺血组织的大小、部位,甚至显示皮质下、脑干和小脑的小梗死灶。彩色TCD检查有助于评估颅内外血管狭窄、闭塞、血管痉挛或者侧支循环建立的程度,还可用于溶栓治疗的监测。颈动脉超声可检查颈部动脉和椎-基底动脉的颅外段动脉粥样硬化斑块、血管狭窄及闭塞。脑血管DSA、CTA和MRA可显示脑部大动脉的狭窄、闭塞和其他血管病变。

(六) 诊断

1. 大动脉粥样硬化性脑梗死　中老年患者,存在脑卒中危险因素,病前有反复短暂性脑缺血发作,静息状态或活动中起病,症状常在数小时或数天达高峰,出现局灶性神经功能缺损,梗死范围与某一脑动脉供应区域一致,头颅 CT 检查早期多正常,24～48 h 内出现低密度病灶,磁共振 DWI 和 PWI 有助于早期诊断,血管造影检查可发现狭窄或闭塞的动脉。

2. 心源性脑栓塞 任何年龄均可发病,有风湿性心脏病或心房颤动病史,起病急,症状常在数秒钟或数分钟达到高峰,局灶性神经功能缺损表现,结合头颅 CT 和 MRI 检查有助于诊断。

3. 小动脉闭塞性脑梗死 中老年患者,有多年高血压病史,急性起病,出现局灶性神经功能缺损,头部 CT 或 MRI 检查可发现相应脑部符合小穿支动脉闭塞特征的病灶。

(七) 治疗

应根据病因、发病机制、临床类型、发病时间等实施以分型、分期为核心的个体化治疗。在一般内科支持治疗基础上酌情选用改善脑循环、脑保护、抗脑水肿降颅压等治疗。

1. 一般治疗 包括保持呼吸道通畅及吸氧,调控血压、控制血糖、降低颅压等;吞咽困难者应预防吸入性肺炎、液体缺失和营养不良、重建吞咽功能;治疗肺部感染、尿路感染、上消化道出血、心脏损伤、癫痫、深静脉血栓形成和肺栓塞;纠正水、电解质紊乱。

2. 特殊治疗 包括溶栓治疗、取栓治疗、抗血小板聚集治疗、抗凝治疗、降纤治疗、神经保护、中医中药治疗血凝异常,颅内外血管经皮血管成形术及血管内支架植入术等介入及外科治疗。病情稳定后尽早进行康复治疗。

三、脑出血

(一) 定义

脑出血是指原发性非外伤性脑实质内出血。

（二）分型

根据脑出血的部位分为基底节区出血、脑叶出血、脑干出血、小脑出血和脑室出血。

（三）病因与发病机制

最常见的病因是高血压使脑动脉玻璃样变及纤维素性坏死，管壁弹性减弱，血压骤然升高时血管破裂出血。脑内动脉瘤壁薄弱致血管破裂出血。在血流冲击下，血管病变导致微小动脉瘤形成。当血压剧烈波动时，微小动脉瘤破裂导致脑出血。其他病因包括脑动静脉畸形、梗死后出血、脑淀粉样血管病、瘤卒中、血液病等。

（四）临床表现

常见于50岁以上患者。大多有高血压病史，多在情绪激动时或活动中起病，一般无前驱症状，发病后症状在数分钟至数小时内达到高峰，血压明显升高，伴有头痛、呕吐、肢体瘫痪、意识障碍、脑膜刺激征和痫性发作。临床表现轻重主要取决于出血量和出血部位。

1. 基底节区出血

（1）壳核出血：壳核是高血压脑出血最常见的出血部位，主要是豆纹动脉破裂引起，损伤内囊引起对侧偏瘫、对侧偏身感觉障碍和同向性偏盲。还可表现为双眼向病灶侧凝视，优势半球受累可出现失语。

（2）丘脑出血：累及内囊可出现对侧偏瘫（大多下肢重于上肢）；感觉障碍较重，深感觉障碍明显，可伴偏身自发性疼痛和感觉过度；优势半球受累可有失语，非优势半球受累可有体象障碍及偏侧忽视；可出现精神障碍、丘脑语言和丘脑痴呆。

（3）尾状核头出血：较少见，表现为头痛、呕吐、对侧中枢性面舌瘫、轻度项强;也可仅有脑膜刺激征而无明显的肢体瘫痪。

2. 脑叶出血

(1) 额叶出血:前额疼痛及呕吐,痫性发作多见;对侧轻偏瘫、共同偏视、精神障碍;尿便障碍,强握反射及摸索;优势半球出血可有运动性失语。

(2) 顶叶出血:偏侧感觉障碍显著,偏瘫较轻;对侧下象限盲;优势半球出血可有混合性失语,非优势半球出血出现体象障碍。

(3) 颞叶出血:有对侧中枢性面舌瘫、上肢为主的瘫痪;对侧上象限盲;优势半球受累可有感觉性失语或混合性失语;可有幻嗅、幻视、颞叶癫痫。

(4) 枕叶出血:有对侧同向性偏盲及黄斑回避,可为对侧象限盲;可有一过性视物变形及黑矇,多无肢体瘫痪。

3. 脑干出血

(1) 脑桥出血:突发头痛、呕吐、眩晕、复视、眼球不同轴、侧视麻痹、交叉性瘫痪或偏瘫、四肢瘫等。大量出血则很快出现意识障碍,常在 48 h 内死亡。

(2) 中脑出血:少见。轻症者突发复视、眼睑下垂、一侧或双侧瞳孔扩大、眼球不同轴、眼震、同侧肢体共济失调。重症者很快出现意识障碍、去大脑强直、四肢瘫,常迅速死亡。

(3) 延髓出血:更少见,突然猝倒,血压下降,呼吸节律不规则,心律失常,意识障碍,继而死亡。

4. 小脑出血 眩晕和共济失调明显,伴频繁呕吐及后头部疼痛。出血量增加时,可出现脑桥受压体征。大量出血则患者很快昏迷,呼吸节律不规则,双侧瞳孔呈针尖样,去脑强直,最后至枕骨大孔疝而死亡。

(五) 辅助检查

血常规、尿常规、血糖、肝功能、肾功能、电解质及心电图检查有助于了解患者的全身情况。头部 CT 检查是脑出血诊断的首选方法,可准确显示出血的部位、大小、脑水肿情况及是否破入脑室。MRI 检查表现主要取决于血肿中血红蛋白的氧合状态及血红蛋白的分解代谢程度等。CTA、MRA 和 DSA 检查可显示脑血管的位置、形态及分布,发现脑动脉瘤、脑血管畸形等出血病因。

(六)诊断

50 岁以上中老年患者,有长期高血压病史,情绪激动时或活动时突然起病。出现血压明显升高,颅内压升高表现,肢体瘫痪、失语等局灶性神经功能缺损症状,脑膜刺激征,可伴意识障碍和痫性发作,头颅 CT 检查可见高密度影。

(七)治疗

治疗原则是脱水降颅压,减轻脑水肿,调整血压,防止继续出血,保护周围脑组织,促进神经功能恢复,防治并发症。

1. **内科治疗** 包括卧床休息、保持呼吸道通畅、鼻饲、吸氧、预防感染及对症治疗等一般治疗;脱水降颅压,减轻脑水肿;调控血压;亚低温治疗;纠正凝血异常;防治并发症。

2. **外科治疗** 其主要目的是清除血肿,降低颅内压,挽救生命,尽可能早期减少血肿对周围脑组织的损伤,降低致残率。可采用去骨瓣减压术、小骨窗开颅血肿清除术、钻孔或锥孔穿刺血肿抽吸术、内镜血肿清除术、微创血肿清除术和脑室出血穿刺引流术等。

四、蛛网膜下腔出血

(一)定义

蛛网膜下腔出血是指脑底部或脑表面血管破裂后,血液流入蛛网膜下隙引起相应临床症状的一种脑卒中。

(二) 分型

按病因分型分为颅内动脉瘤、脑血管畸形、脑底异常血管网病、其它原因(夹层动脉瘤、血管炎、结缔组织病、血液病等)和原因不明的蛛网膜下隙出血。

(三) 病因与发病机制

病因分型所提及的各类病因可致病变血管自发破裂或因血压突然增高及其他不明显的诱因而导致血管破裂,血液进入蛛网膜下隙,通过围绕在脑和脊髓周围的脑脊液迅速播撒,刺激脑膜引起脑膜刺激征、颅内高压、梗阻性脑积水、蛛网膜粘连、血管痉挛及内分泌和自主神经功能紊乱等。

(四) 临床表现

各年龄段均可发病,青壮年更常见。剧烈运动、情绪激动是常见诱因,突然起病,突发剧烈头痛,难以忍受,为胀痛或爆裂样疼痛,可为局限性或全头痛,持续不能缓解或进行性加重;多有恶心呕吐,可有意识障碍或精神症状,少数有癫痫发作。发病数小时后脑膜刺激征阳性。出现脑血管痉挛,引起迟发性缺血性损伤,可继发脑梗死。因蛛网膜下隙和脑室内血凝块堵塞脑脊液循环通路可出现脑积水表现。

(五) 辅助检查

头颅 CT 检查是蛛网膜下隙出血诊断的首选方法,最常表现是可见蛛网膜下隙弥散性高密度影像。当病后 1～2 周,CT 检查不能提供蛛网膜下隙出血的证据时 MRI 磁共振成像液体衰减反转恢复序列(fluid attenuated inversion recovery，FLAIR)可作为诊断蛛网膜下腔出血和了解破裂动脉瘤部位的重要方法。临床疑为蛛网膜下腔出现，而 CT 检查无阳性发现时，在病情允许时需行腰椎穿刺检查脑脊液。脑血管造影检查是确诊蛛网膜下腔出血最有价值的方法，其中 DSA 检查是蛛网膜下腔出血诊断的金标准。

(六) 诊断

突发剧烈头痛，呕吐、脑膜刺激征阳性，头颅 CT 检查基底池、外侧裂、前、后纵裂池、脑室系统、大脑凸面等处弥散性高密度影，腰穿脑脊液呈均匀一致血性、压力升高。

(七) 治疗

治疗目的是防治再出血、血管痉挛及脑积水等并发症，降低死亡率和致残率。

1. 一般治疗　保持气道通畅，维持呼吸循环功能；安静卧床休息避免用力和情绪激动，保持大便通畅。注意出入量平衡，纠正电解质紊乱，对症治疗等。痫性发作时可短期给予抗癫痫药物。戒烟，禁酒。

2. 降低颅内压　可用甘露醇、呋塞米、甘油果糖，酌情选用白蛋白。

3. 防治再出血　绝对卧床，安静休息，监控血压，使用抗纤溶药物，外科手术或介入治疗。

4. 防治脑血管痉挛　维持血容量和血压；早期使用钙通道阻滞剂；早期手术或介入治疗。

5. 防治脑积水　药物治疗(乙酰唑胺、甘露醇、呋塞米等)；脑室穿刺外引流术；脑脊液分流术。

五、脑卒中的康复治疗

缺血性脑卒中和冠心病的危险因素、病理基础、发病机制大体相同,均与动脉粥样硬化有关,因此,二级预防的方法也大同小异。在血管性疾病高危患者(缺血性卒中病史、心肌梗死病史、外周动脉疾病病史、糖尿病病史中),抗血小板治疗能够将血管性事件联合终点发生率降低 1/4,其中非致死性的心肌梗死的危险下降 1/3,非致死性脑卒中的危险下降 1/4,血管性死亡率下降 1/6。急性脑卒中可导致全身内脏器官的功能和器质性改变,其中以心脏损害和功能改变最为常见。急性脑血管病如脑梗死、脑出血、蛛网膜下隙出血等病灶累及中枢丘脑下部时,可出现神经体液障碍,引起类似急性心肌损害表现,出现心肌缺血、心律失常、心力衰竭等脑-心综合征(cerebral cardiac syndrome,CCS)。中枢神经系统对心脏有直接调控作用,岛叶是与心脏密切相关的功能区,左侧岛叶与心脏副交感神经调节有关,右侧岛叶与心脏交感神经调节有关,岛叶受累是导致心脏功能障碍的主要原因之一;随着脑血管疾病好转,血浆儿茶酚胺下降,心肌损伤逐渐恢复。因此,临床上要重视脑血管病患者伴发心脏损害。急性脑梗死(acute cerebral infarction,ACI)可引起左室功能降低,严重者可导致心肌缺血、心律失常,甚至猝死。

脑卒中患者由于运动功能障碍,峰值摄氧量会较正常人群降低,心肺运动功能显著下降。国外研究发现,脑卒中 30 天内峰值耗氧量会下降至 10~17 ml/(kg·min),6 个月后不超过 20 ml/(kg·min),这要比与之年龄相匹配的水平低 25%~45%。脑卒中偏瘫患者心肺运动功能明显低于健康人,心肺储备功能下降,脑卒中偏瘫患者的康复过程中有必要给予一定强度的有氧运动,以改善心肺运动功能,预防脑卒中再发和提高运动功能。脑卒中后有氧运动训练能够促进患者功能障碍的恢复,脑卒中急性期与亚急性期进行有氧运动对患者康复有帮助。有氧运动可提高患者心肺耐力和步行能力,改善抑郁状态、执行能力、记忆力及脑卒中后疲劳状态,降低心血管不良事件发生及脑卒中复发风险,改善偏瘫患者功能状态和生活质量。有氧运动对脑卒中患者的呼吸能力和步行耐力的改善有积极作用。

　　脑卒中后引起偏瘫、平衡障碍、肌肉无力、感觉障碍、认知障碍等诸多功能障碍,其中偏瘫是其最普遍的症状,引起活动受限,社会参与不能完成,健康水平显著下降。偏瘫后有氧代谢能力和行走能力显著下降,影响患者呼吸功能及糖脂代谢能力,形成恶性循环,而活动的减少又会进一步增加心脑血管危险因素。脑卒中合并急性心肌缺血、心肌梗死、心律失常及心力衰竭等心脏损伤也是急性脑血管病的主要死亡原因之一。脑卒中患者因年龄较大、早期卧床等因素易导致心肺功能下降,明显低于健康人,运动耐受能力降低,从而影响患者感觉运动控制能力的提高。此外,由于脑卒中后偏瘫患者身体活动时对心血管系统的能量需求高于健康人,故有潜在心脏病的卒中后患者发生与劳累相关的不良心血管疾病并发症风险增加,脑卒中后的低强度有氧运动有利于血脂、血糖、炎症指标和活动能力的改善,而高强度有氧运动可以改善心肌舒张功能。脑卒中患者由于运动功能障碍,峰值摄氧量会较正常人群降低,心肺运动功能显著下降。一定强度的有氧运动,可改善心肺运动功能,预防卒中再发和提高运动功能。脑卒中早期卧床不动可导致严重的心血管功能障碍,特定任务的心血管适应性训练可提高作业负荷、步行速度、步行距离及有氧代谢能力,尤其活动平板步行训练、水疗训练和家庭内干预方法等有益于脑卒中患者。

　　同时,脑卒中患者不仅存在外周肌肉受累,呼吸功能同样也会受到显著的影响,导致呼吸肌无力、胸廓扩张受到限制等。由于脑卒中患者的心肺去适应作用,活动能力的受限及呼吸系统并发症,均会进一步加重呼吸功能障碍,这是导致脑卒中患者非心血管死亡最常见的原因。有效的咳嗽是脑卒中患者预防肺部感染的重要机制。但是脑卒中患者的咳嗽机制常常随着疾病的发生发展而受到损害。脑卒中患者中高龄患者居多,长期卧床,肺纤毛功能下降,支气管清除能力降低,食管下段括约肌功能下降,易出现食管反流。意识障碍或吞咽困难易导致误吸,无自主咳嗽动作,痰液引流不畅加重感染,容易引起吸入性肺炎。脑卒中后,患者会因长期卧床或机械通气等因素的限制而出现呼吸肌功能的减弱,因此脑卒中患者肺功能下降较为常见。这不仅会影响患者的供氧状态,使患者合并呼吸困难、吞咽障碍的发生率提高,在一定程度上还会使肺部感染的发生率明显升高,明显增加脑卒中患者的病死率和住院时间。造成脑卒中后肺功能下降的原因主要有:①脑卒中后中枢神经功能损伤,使得机体的神经-内分泌-免疫系统调节功能失去平衡,导致抵抗力下降。②脑卒中患者由于长期卧床或年龄较大等多种因素造成呼吸功能的储备能力降低,以及呼吸系统的机械屏障作用减弱,同时由于呼吸道对分泌物的清除能力下降,都在不同程度上降低了肺通气和肺换气功能。在意识障碍及吞咽困难状态下发生的误吸是导致卒中相关性肺炎的最主要原因。在并发症导致的脑卒中死亡中,肺部感染也是最常见的原因。应加强呼吸道管理,尽早进行呼吸功能康复,预防和治疗吸入性、坠积性肺炎,减少气管切开的风险。

(撰写:李 擎 审校:黄璞峰)

第二节 冠心病的临床特点

一、定义及病因、发病机制

1. 定义 冠状动脉粥样硬化性心脏病(coronary atherosclerotic heart disease)指由于冠状动脉粥样硬化使管腔狭窄、痉挛或阻塞,导致心肌缺血、缺氧或坏死而引起的心脏病,统称冠状动脉性心脏病(coronary artery disease),简称冠心病,有时也被称为缺血性心脏病(ischemic heart disease)。

2. 病因 其心脏病变绝大多数由于动脉粥样硬化引起,极少数由于炎症、痉挛、栓塞、结缔组织疾病、创伤和先天性畸形等。

3. 发病机制 即动脉粥样硬化的发病机制。正常动脉壁由内膜、中膜和外膜3层组成。尽管目前关于动脉粥样硬化的发病机制学说众多,内容繁杂,但基本都是从血栓形成学说、脂质浸润学说和炎症学说衍生发展而来。近年来,有关的进展主要是免疫学说和干细胞学说。

二、病理解剖和病理生理

冠状动脉有左、右两支,开口于左、右主动脉窦。左冠状动脉有1~3cm长的总干,然后分为前降支和回旋支,供应左心房、左心室前壁、左心室外侧壁心室间隔前2/3、二尖瓣前后内乳头肌及心脏膈面的左半部或全部。右冠状动脉供给右心室、心室间隔后1/3和心脏膈面的右侧或全部。这3支冠状动脉连同左冠状动脉的主干,合称冠状动脉的4支。

在正常情况下,通过神经和体液的调节,冠状动脉需血和供血保持动态平衡。当血管腔狭窄<50%,心肌血供未受影响,患者无

症状,各种心脏负荷试验也无心肌缺血表现。当冠状动脉管腔狭窄 50%～75% 及以上,静息时尚能代偿,而运动、心动过速、情绪激动造成心肌需氧量增加时,可导致心肌供需氧不平衡,这是引起大多数慢性稳定型心绞痛发作的机制。另一种情况,由于粥样硬化斑块的破裂或出血、血小板聚集或血栓形成、粥样硬化的冠状动脉痉挛致冠脉内张力升高,均可使心肌氧供减少,这是引起大多数心肌梗死和不稳定型心绞痛发生的原因。

三、临床类型

(一) 1979 年 WHO 将本病分为 5 型

1. 隐匿型或无症状性心肌缺血　无症状,但在静息、动态或负荷试验心电图示心肌缺血改变,或放射性核素心肌显像示心肌灌注不足,心肌无组织形态改变。

2. 心绞痛　有发作性胸骨后疼痛。

3. 心肌梗死　症状严重,为冠状动脉闭塞、心肌急性缺血性坏死所致。

4. 缺血性心肌病　长期心肌缺血或坏死导致心肌纤维化,表现心脏增大、心力衰竭和(或)心律失常,类似扩张型心肌病。

5. 猝死　突发心脏骤停而死亡。

(二) 近年来,临床医师为适应冠心病诊疗理念的更新便于治疗策略的制订,提出 2 种综合征的分类

1. 急性冠状动脉综合征(acute coronary syndrome,ACS)包括不稳定型心绞痛(unstable angina,UA)、非 S-T 段抬高型心肌梗死(non-ST-elevation myocardial infarction,NSTEMI)和 S-T 段抬高型心肌梗死(STEMI),其共同病变基础是冠状动脉急性变化,即粥样斑块破裂。其中,UA 和 NSTEMA 又统称为非 ST 段

抬高急性冠状动脉综合征(NSTE‑ACS)。

2. 慢性心肌缺血综合征(chronic myocardial ischemic syndrome)，隐匿型或无症状性心肌缺血、稳定型心绞痛、缺血性心肌病被列入该范畴。

四、慢性稳定性冠心病的诊断和管理

慢性稳定性冠心病包括明确诊断的无心绞痛症状冠心病患者和稳定性心绞痛患者。稳定性心绞痛需要满足以下标准：数周内心绞痛发作的频率、持续时间、诱因或缓解方式没有变化；无近期心肌损伤的证据。明确诊断的冠心病指有明确的心肌梗死病史、PCI 和冠状动脉旁路移植(coronary artery bypass grafting, CABG)术后患者及冠状动脉造影或无创检查证实有冠状动脉粥样硬化或有确切心肌缺血证据的患者。

(一) 慢性稳定性心绞痛的诊断

1. 胸痛相关病史　典型的心绞痛部位是在胸骨后或左前胸，范围常不局限，可以放射到颈部、咽部、颌部、上腹部、肩背部、左臂及左手指侧，也可以放射至其他部位，如上腹部、咽部、颈部等。每次心绞痛发作部位是相似的。发作与劳力或情绪激动有关，如走快路、爬坡时诱发，停下休息即可缓解，多发生在劳力当时而不是之后。舌下含服硝酸甘油可在 2~5 min 迅速缓解症状。性质常呈紧缩感、绞榨感、压迫感、烧灼感、胸憋、胸闷或有窒息感、沉重感，有的患者只表述为胸部不适，主观感觉个体差异较大，但一般不会是针刺样疼痛，有的表现为乏力、气短。呈阵发性发作，持续数分钟，一般不会超过 10 min，也不会转瞬即逝或持续数小时。

2. 危险因素　如吸烟、高脂血症、高血压、糖尿病、肥胖、早发冠心病家族史等。

3. **体格检查** 稳定性心绞痛体检常无明显异常,心绞痛发作时可有心率增快、血压升高、焦虑、出汗,有时可闻及第四心音、第三心音或奔马律,或出现心尖部收缩期杂音,第二心音逆分裂,偶闻双肺底啰音。体检尚能发现其他相关情况,如高血压、脂质代谢障碍所致的黄色瘤等危险因素,颈动脉杂音或周围血管病变有助于动脉粥样硬化的诊断。体检尚需注意肥胖[体质指数(body mass index,BMI)及腰围],以助了解有无代谢综合征。

4. **基本实验室检查** 空腹血糖、血脂检查,必要时查糖耐量试验,了解冠心病危险因素;血红蛋白,了解有无贫血(可能诱发心绞痛);必要时检查甲状腺功能;尿常规、肝肾功能、电解质、肝炎相关抗原、人类免疫缺陷病毒(human immunodeficiency virus,HIV)检查及梅毒血清试验,需在冠状动脉造影前进行;查血心肌肌钙蛋白(cardiac troponin,cTn)(cTnT 或 cTnI)、肌酸激酶(creatine kinase,CK)及同工酶(CK-MB),以与 ACS 相鉴别。

5. **心电图检查** 应行静息心电图检查和发作时心电图检查,缓解后立即复查。静息心电图正常不能除外冠心病心绞痛,但如果有 ST-T 改变符合心肌缺血时,特别是在疼痛发作时检出,则支持心绞痛的诊断。心电图检查显示陈旧性心肌梗死时,则心绞痛可能性增加。静息心电图有 ST 段压低或 T 波倒置但胸痛发作时呈"假性正常化",也有利于冠心病心绞痛的诊断。24 h 动态心电图表现如有与症状相一致 ST-T 变化,则对诊断有参考价值。静息心电图 ST-T 改变要注意相关鉴别诊断。静息心电图无明显异常者需进行心电图负荷试验。

6. **胸部 X 线检查** 胸部 X 线检查对稳定性心绞痛并无诊断性意义,一般情况都是正常的,但有助于了解心肺疾病的情况,如有无充血性心力衰竭、心脏瓣膜病、心包疾病等。

7. **超声心动图、核素心室造影检查** 对疑有慢性稳定性心绞痛患者行超声心动图或核素心室造影检查的建议。

8. 负荷试验　对有症状的患者,各种负荷试验有助于慢性稳定性心绞痛的诊断及危险分层。但必须配备严密的监测及抢救设备。

(1) 心电图运动试验:采用 Burce 方案,运动试验的阳性标准为运动中出现典型心绞痛,运动中或运动后出现 ST 段水平或下斜型下降≥1mm(J 点后 60～80 ms),或运动中出现血压下降者。运动试验不仅可检出心肌缺血,提供诊断信息,而且可以检测缺血阈值,估测缺血范围及严重程度。

Duke 活动平板评分是一经过验证的根据运动时间、ST 段压低和运动中心绞痛程度来进行危险分层的指标。

Duke 评分=运动时间(min)－5×ST 段下降(mm)－(4×心绞痛指数)

心绞痛指数:0,运动中无心绞痛;1,运动中有心绞痛;2,因心绞痛需终止运动试验。

Duke 评分:≥5 分低危,1 年病死率 0.25%;－10～+4 分中危,1 年病死率 1.25%;≤－11 分高危,1 年病死率 5.25%。75 岁以上老年人,Duke 计分可能会受影响。

(2) 负荷超声心动图、核素负荷试验(心肌负荷显像)。

9. 多层 CT 或电子束 CT 平扫　多层 CT 或电子束 CT 平扫可检出冠状动脉钙化并进行积分。人群研究显示,钙化与冠状动脉病变的高危人群相联系,但钙化程度与冠状动脉狭窄程度却并不相关,因此,不推荐将钙化积分常规用于心绞痛患者的诊断评价。CT 造影为显示冠状动脉病变及形态的无创检查方法。有较高阴性预测价值,若 CT 冠状动脉造影未见狭窄病变,一般可不进行有创检查。但 CT 冠状动脉造影对狭窄病变及程度的判断仍有一定限度,特别是当钙化存在时会显著影响狭窄程度的判断,而钙化在冠心病患者中相当普遍,因此,仅能作为参考。

10. 有创性检查　对于心绞痛或可疑心绞痛患者行冠状动脉

造影术检查可以明确诊断及血管病变情况并决定治疗策略及预后。

有创的血管造影至今仍是临床上评价冠状动脉粥样硬化和相对较为少见的非冠状动脉粥样硬化性疾病所引起的心绞痛的最精确的检查方法。经血管造影评价冠状动脉和左室功能也是目前评价患者的长期预后的最重要的预测因素。

目前常用的血管病变评估的方法是将冠状动脉病变分为1、2、3支病变或左主干病变。对糖尿病、年龄>65岁老年患者、年龄>55岁女性的胸痛患者冠状动脉造影更有价值。

血管内超声检查可较为精确地了解冠状动脉腔径、血管腔内及血管壁粥样硬化病变情况，指导介入治疗操作并评价介入治疗效果，但不是一线的检查方法，只在特殊的临床情况及为科研目的而进行。

(二) 慢性稳定性心绞痛的危险分层

危险分层可根据临床评估、对负荷试验的反应、左心室功能及冠状动脉造影显示的病变情况综合判断。

1. **临床评估**　根据病史、症状、体格检查、心电图及实验室检查可为预后提供重要信息；典型的心绞痛是主要的预后因子，与冠状动脉病变的程度相关。有外周血管疾病、心力衰竭者预后不良，易增加心血管事件的危险性。心电图有陈旧性心肌梗死、完全性左束支传导阻滞(complete left bundle branch block,CLBBB)、左室肥厚、Ⅱ～Ⅲ度房室传导阻滞、心房颤动、分支阻滞者，发生心血管事件的危险性也增高。

2. **负荷试验**　运动心电图可以 Duke 活动平板评分来评估其危险性。运动早期出现阳性(ST 段压低>1 mm)预示高危患者；而能坚持进行运动试验则是低危患者。超声负荷试验有很好的阴性预测价值。而静息时室壁运动异常、运动引发更严重的异常是高危患者。放射性核素检查也是主要的无创危险分层手段,运动时心肌灌注正常则预后良好,心脏性猝死、心肌梗死的年发生率<1%,与正常人群相似;相反,运动灌注异常常有严重的冠心病,预示高危患者,每年死亡率>3%,应该做冠状动脉造影检查及血管重建治疗。

3. 左室功能进行危险分层　左室功能是长期生存率的预测因子,左室射血分数(left ventricular ejection fraction,LVEF)<35%的患者年死亡率>3%。男性稳定性心绞痛及有3支血管病变,心功能正常者5年存活率为93%;心功能减退者则是58%。因此,心功能可以作为稳定性心绞痛患者危险分层的评估指标。

4. 冠状动脉造影检查　冠状动脉造影检查是重要预后的预测指标,最简单、最广泛应用的分类方法为单支、双支、3支病变或左主干病变。临床试验资料显示,正常冠状动脉12年的存活率为91%,单支病变为74%、双支病变为59%,3支病变为50%,左主干病变预后不良。左前降支近端病变也能降低存活率,但血管重建可以降低病死率。

(三)慢性稳定型冠心病的管理

有关慢性稳定性心绞痛的治疗内容,包括药物治疗、血管重建治疗及危险因素的治疗,请参见中国《慢性稳定性心绞痛诊断与治疗指南》。慢性稳定性冠心病的管理包括危险评估和二级预防的内容,二级预防的首要目标是预防心肌梗死和死亡,从而延长寿命;第2个目标是减轻心绞痛症状,从而改善生活质量。对于所有的稳定性冠心病患者,应建立合理的慢性病管理系统进行管理,这要求各地卫生系统、保健机构、医院和完整的保健实施系统通力合作;建立交互的网络管理平台,纳入所有管辖患者。管理的内容包括冠心病康复的各个方面:定期评估和控制血压、血脂、血糖等危险因素、改善生活方式、二级预防药物治疗、判断何时需要进行血管重建等。通过这样的管理可以显著改善患者的预后,降低再次住院率,控制或延缓冠心病进展,减少并发症,降低病残率和病死率,控制心肌缺血或心绞痛症状,提高患者生活质量。

五、非 ST 段抬高急性冠状动脉综合征(NSTE - ACS)诊断和处理

NSTE - ACS 根据心肌损伤生物标志物[主要为心脏肌钙蛋白(cardiac troponin,cTn)]测定结果分为 NSTEMI 和不稳定性心绞痛。不稳定性心绞痛与 NSTEMI 其发病机制和临床表现相当,但严重程度不同。其区别主要是缺血是否严重到导致心肌损伤,并且可以定量检测到心肌损伤的生物标志物。

(一) 非 ST 段抬高急性冠状动脉综合征的临床诊断

1. 胸痛相关的病史　以加拿大心血管病学学会(Canadian Cardiovascular Society,CCS)的心绞痛分级为判断标准,NSTE - ACS 患者的临床特点包括:①长时间(>20 min)静息性心绞痛;②新发心绞痛,表现为自发性心绞痛或劳力型心绞痛(CCS Ⅱ 或 Ⅲ 级);③过去稳定性心绞痛最近 1 个月内症状加重,且具有至少 CCS Ⅲ 级的特点(恶化性心绞痛);④心肌梗死后 1 个月内发作心绞痛。典型胸痛的特征详见上述稳定型心绞痛诊断。不典型表现包括上腹痛、类似消化不良症状和孤立性呼吸困难,常见于老年人、女性、糖尿病和慢性肾脏疾病或痴呆症患者。临床缺乏典型胸痛、特别是在心电图正常或临界改变时,常易被忽略和延误治疗,应注意连续观察。服硝酸酯类药物能缓解不是心绞痛的特异性表现,因为部分其他原因的急性胸痛应用硝酸酯也有效。心绞痛发作时伴低血压或心功能不全,常提示预后不良。

2. 体格检查　对拟诊 NSTE - ACS 的患者,体格检查往往没

有特殊表现。高危患者心肌缺血引起心功能不全时,可有新出现的肺部啰音或啰音增加、第 3 心音。体格检查时应注意与非心源性胸痛的相关表现(如主动脉夹层、急性肺栓塞、气胸、肺炎、胸膜炎、心包炎和心瓣膜疾病等)相鉴别。

3. 心电图检查　特征性的心电图检查异常包括 ST 段下移、一过性 ST 段抬高和 T 波改变。首次医疗接触后 10 min 内应进行 12 导联心电图检查,如果患者症状复发或诊断不明确,应复查 12 导联心电图。如果怀疑患者有进行性缺血而且常规 12 导联心电图结论不确定,建议加做 V_{3R}、V_{4R}、$V_7 \sim V_9$ 导联心电图。

4. 生物学标志物　cTn 是 NSTE-ACS 最敏感和最特异的生物学标志物,也是诊断和危险分层的重要依据之一。cTn 增高或增高后降低,并至少有 1 次数值超过正常上限,提示心肌损伤坏死。cTn 升高也见于以胸痛为表现的主动脉夹层和急性肺栓塞、非冠状动脉性心肌损伤(如慢性和急性肾功能不全、严重心动过速和过缓、严重心力衰竭、心肌炎、脑卒中、骨骼肌损伤及甲状腺功能减低等),应注意鉴别。与 cTn 比较,肌酸激酶同工酶在心肌梗死后迅速下降,因此对判断心肌损伤的时间和诊断早期再梗死,可提供补充价值。高敏肌钙蛋白(high-sensitivity cardiac troponin,hs-cTn)检测对于急性心肌梗死有较高的预测价值,可更早地检测急性心肌梗死;建议进行 hs-cTn 检测并在 60 min 内获得结果。

5. 无创影像学检查　对无反复胸痛、心电图正常和 cTn(首选 hs-cTn)水平正常但疑似 ACS 的患者,建议在决定有创治疗策略前进行无创药物或运动负荷检查以诱导缺血发作;行超声心动图检查评估左心室功能辅助诊断;当冠心病可能性为低或中危,且 cTn 和(或)心电图不能确定诊断时,可考虑行冠状动脉 CT 血管成像检查以排除 ACS。

(二) 非 ST 段抬高急性冠状动脉综合征的危险分层

建议结合患者病史、症状、生命体征和体检发现、心电图和实验室检查,给出初始诊断和最初的缺血性及出血性风险分层。

1. **临床表现** 高龄、糖尿病和肾功能不全是统一使用的风险特征,静息性胸痛患者比劳累性心绞痛的预后更差。患者的胸痛就诊时心动过速、低血压、心力衰竭和新出现的二尖瓣反流,提示预后不良,需尽快诊断和处理。

2. **心电图表现** 发病初的心电图表现与患者预后相关。ST段下移的导联数和幅度与心肌缺血范围相关,缺血范围越大其风险越高。ST段压低伴短暂抬高,则风险更高。

3. **生化指标** 在 hs-cTn 中,虽然 hs-cTnT 和 hs-cTnI 的诊断准确性相当,但 hs-cTnT 的预后价值更大。cTn 升高及其幅度有助于评估短期和长期预后。应用经过选择的新型生物学标志物,尤其是 B 型利钠肽,可提高对预后判断的准确性。在 cTn 正常范围的 NSTE-ACS 患者中,高敏 C 反应蛋白(C-reactive protein, CRP)升高(>10 mg/L)可预测其 6 个月至 4 年死亡风险。

4. **缺血风险评估** 常用的评分模型包括 GRACE 风险评分和 TIMI 风险评分。

(1) 全球急性冠脉综合征注册(the Global Registry of Acute Coronary Events,GRACE)风险评分:应用于此风险计算的参数包括年龄、收缩压、脉率、血清肌酐、就诊时的 Killip 分级、入院时心搏骤停、心脏生物学标志物升高 ST 段变化。

(2) 心肌梗死溶栓治疗(The Thrombolysis in Myocardial infarction,TIMI)风险评分:包括 7 项指标,即年龄≥65 岁、≥3 个冠心病危险因素(高血压、糖尿病、冠心病家族史、高脂血症、吸烟)、已知冠心病(冠状动脉狭窄≥50%)、过去 7 d 内服用阿司匹林、严重心绞痛(24 h 内发作≥2 次)、ST 段偏移≥0.5 mm 和心肌损伤标志物增高,每项 1 分。TIMI 风险评分使用简单,但其识别精度不如 GRACE 风险评分。

恶性心律失常是导致 NSTE‑ACS 患者早期死亡的重要原因。心律失常风险中至高危包括以下情况:血流动力学不稳定、严重心律失常、LVEF<40%、再灌注治疗失败,以及合并介入治疗并发症。

(三) 非 ST 段抬高型急性冠状动脉综合征的治疗策略

(1) 符合极高危标准(致命性心律失常、心源性休克、急性心力衰竭、合并机械性并发症、药物治疗无效的反复或持续性胸痛、ST‑T 动态变化,尤其是伴间歇性 ST 段抬高)患者选择紧急侵入治疗策略(<2 h)。

(2) 药物保守治疗详见《NSTE‑ACS 诊断和治疗指南》(2016)。

六、ST 段抬高型心肌梗死(STEMI)诊断和处理

近年来,急性 STEMI 的诊断和治疗取得了重要进展。我国目前推荐使用第 3 版《心肌梗死全球定义》,将心肌梗死分为 5 型。1 型:自发性心肌梗死;2 型:继发于心肌氧供需失衡的心肌梗死;3 型:心脏性猝死;4a 型:PCI 相关心肌梗死;4b 型:支架血栓形成引起心肌梗死;5 型:外科 CABG 相关心肌梗死。本章节主要阐述 1 型心肌梗死。

(一) ST 段抬高型心肌梗死的诊断

1. **病史特点** 胸骨后或心前区剧烈的压榨性疼痛(通常超过 10~20 min),可放射至左上臂、肩背部、颈部、下颌部;伴恶心、呕吐、大汗、呼吸困难;含服硝酸甘油不能完全缓解。注意不典型症状和无痛性心肌梗死,特别是老年、女性、有糖尿病和高血压患者。既往史注意询问有无冠心病(心绞痛、心肌梗死、PCI 术、CABG

术)、高血压、糖尿病、出血性疾病(消化性溃疡、大出血、不明原因贫血、黑便)、脑血管病(缺血性卒中、颅内出血、蛛网膜下腔出血)、抗血小板、抗凝及溶栓药物使用史。

2. 体格检查　注意一般情况,皮肤湿冷、面色苍白、颈静脉怒张;心律不齐、心脏杂音、奔马律;听诊有无肺部啰音,建议 Killip 分级法评估心功能。

3. 心电图检查　应在首次医疗接触 10 min 内完成 12 导联心电图。典型早期心电图表现为 ST 段弓背向上抬高伴或不伴病理性 Q 波、R 波减低(正后壁心梗 ST 段变化可不明显);超急性期表现为异常高大且 2 支不对称 T 波;左束支阻滞患者心电图诊断困难,需结合临床情况。建议尽早进行心电监护,发现恶性心律失常。

4. 心肌损伤标志物检查　cTn 是诊断急性心肌坏死最特异和敏感指标,一般症状发生 2~4 h 升高,10~24 h 达峰值,可持续 7~14 d。CK-MB 判断心肌坏死特异性较高。肌红蛋白有助于 STEMI 早期诊断,但特异性较差。

5. 影像学检查　超声心动图检查等有助于急性胸痛鉴别诊断和危险分层。

必须指出,症状和心电图能够明确诊断的,不需等待心肌标志物和影像学检查结果,应尽早给予再灌注和其他相关治疗。除此,还需与主动脉夹层、急性肺栓塞、气胸、消化性溃疡、急性心包炎等鉴别诊断。上述疾病均无 STEMI 的心电图特点及演变过程。

(二) ST 段抬高型心肌梗死危险分层

危险分层是一个动态评估过程,需根据临床症状不断更新。高龄、女性、糖尿病、既往有心肌梗死史、房颤、前壁心梗、收缩压<100 mmHg、心率>100 次/分、cTn 明显升高、Killip 分级 Ⅱ~Ⅳ 级都是 STEMI 死亡风险增加的独立危险因素。

(三) ST 段抬高型心肌梗死治疗

1. **一般处理** 吸氧、镇痛、心电、血压、血氧饱和度监测。

2. **再灌注治疗** 包括溶栓治疗(发病<3 h 疗效不差于急诊 PCI)、介入治疗(要求首次医疗接触 90 min 内实施 PCI)、CABG 治疗。

3. **抗栓治疗** 抗血小板(阿司匹林、氯吡格雷或替格瑞洛)、抗凝(普通肝素、低分子肝素、比伐卢定等)。

4. **其他药物治疗** β受体阻滞剂、硝酸酯类、血管紧张素转换酶抑制剂(angiotensin converting enzyme inhibitors,ACEI)、他汀类等。

(四) ST 段抬高型心肌梗死并发症及处理

1. **心力衰竭** 临床表现为呼吸困难(严重时端坐呼吸、咯粉红色泡沫痰)、窦性心动过速、肺底部湿啰音、末梢灌注不良。轻度心力衰竭,可静脉使用利尿剂、硝酸酯类、ACEI,重症心力衰竭或急性肺水肿早期机械辅助通气;血压明显降低可使用多巴胺、多巴酚丁胺,心力衰竭严重者考虑早期血运重建治疗。STEMI 发病 24 h 内不主张使用洋地黄制剂,如合并快速房颤时可静脉使用胺碘酮。

2. **心源性休克** 表现为四肢湿冷、尿量少、精神状态异常、持续低血压(收缩压<90 mmHg),需排除其他原因引起低血压(低血容量、心律失常、机械并发症、心脏压塞、右室梗死)。处理上,可静滴多巴胺、多巴酚丁胺,如大剂量无效可静滴去甲肾上腺。急症血运重建治疗可降低死亡率。

3. **机械并发症** 常见的左室游离壁破裂、室间隔穿孔、乳头肌功能不全或断裂,临床表现为病情突然恶化,甚至数分钟内死亡,均应尽早外科手术。

4. **心律失常**

(1) 室性心律失常:STEMI 急性期持续性和伴血流动力学不

稳定的室性心律失常均需积极处理。室性颤动或持续多型性室速应立即非同步直流电除颤；单型性室速伴血流动力学不稳定或药物治疗不满意时，尽早同步直流电复律；对于室速经电复律后仍反复发作的患者，建议静脉使用胺碘酮和β受体阻滞剂联合治疗；有效再灌注治疗、早期使用β受体阻滞剂、纠正电解质紊乱，有助于降低 STEMI 48 h 内室颤发生率。对于无症状性室早、非持续性室速（持续时间<30 s）、加速性室性自主心律不需预防性使用抗心律失常药物。

（2）房颤：STEMI 的房颤发生率 10%～20%，可诱发或加重心力衰竭，应尽快控制心室率或转复窦律，在此过程中重视抗凝。禁用 Ic 类抗心律失常药物转复窦律。

（3）房室传导阻滞：STEMI 的房室传导阻滞（atrioventricular block，AVB）发生率 7%，持续性束支阻滞发生率 5.7%。下壁心梗引起 AVB 通常一过性，呈现窄 QRS 波群，频率往往>40 次/分；前壁心梗引起 AVB 通常与广泛心肌坏死有关，呈宽 QRS 波群。STEMI 急性期影响血流动力学的 AVB 应立即行临时起搏器安置术；急性期过后，如有合并束支传导阻滞的持续性Ⅱ度 AVB 或持续性Ⅲ度 AVB、有症状的持续性Ⅱ～Ⅲ度 AVB 应该安装永久起搏器。

（五）STEMI 的二级预防和心脏康复

STEMI 患者出院前，应用无创或有创性检查技术评价左心室功能、心肌缺血、心肌存活性和心律失常，对于预测出院后发生再梗死、心力衰竭或死亡的危险性，从而采取积极的预防和干预措施，具有重要意义。二级预防措施包括以下几方面。

1. 非药物干预　严格戒烟；运动（对于所有病情稳定的患者，建议每日进行有氧运动）；减轻体重；控制其他危险因素。

2. 药物治疗　抗血小板治疗；ACEI/血管紧张素Ⅱ受体拮抗剂（angiotensin II receptor blocker，ARB）类药物；β受体阻滞剂。

3. **控制心血管危险因素** 控制血压；调脂治疗，患者出院后应坚持使用他汀类药物；血糖管理，控制血糖和糖尿病治疗。

4. **其他措施** 埋藏式心脏复律除颤器(intracardiac defibrillator, ICD)的应用；多支血管病变的 PCI 策略。

STEMI 患者出院前应根据具体情况，推荐以体力锻炼为基础的心脏康复方案，制订详细、清晰的出院后护理计划，包括服药的依从性，以及剂量调整、定期随访、饮食干预、心脏康复锻炼、精神护理、对心律失常和心力衰竭的评估等。以体力活动为基础的程序化康复治疗更有利于改善心血管储备功能，降低死亡率。

七、冠心病血运重建后心脏性猝死的预防

根据 WHO 的定义，如果无明显心外原因，在出现症状后 1 h 之内发生的意外死亡为心脏性猝死(sudden cardiac death, SCD)。大多数 SCD 患者的基础疾病为冠心病，包括 ACS 和慢性缺血性心脏病。血运重建是一项非常重要的冠心病治疗技术，包括 PCI 和外科 CABG 血运重建不仅能缓解心肌缺血的症状，并能降低病死率，改善远期预后。但是，即使全面采用指南建议的二级预防措施、最佳药物治疗和完全血运重建，仍有不少患者在病程的不同阶段可能出现左室射血分数(LVEF)降低、心力衰竭和室性心律失常，SCD 为这类患者的主要死亡方式。

(一)心脏性猝死一级预防中的危险分层

对缺血性心脏病目前用于 SCD 危险分层的方法和指标有如下 4 类：①检测存在室性心律失常解剖学基质的方法，如 LVEF（间接指标）、心肌瘢痕评估[MRI、单光子发射计算机断层成像术(Single-Photon Emission Computed Tomography, SPECT)、正电子发射断层成像术(Positron Emission Tomography, PET)]。②心

室电生理特性改变的指标除极过程:QRS时限、心室晚电位、QRS碎裂波,复极过程:QT间期、QT间期离散度、T波电交替。③自主神经系统功能异常的指标:心率变异性、心率震荡、压力感受器敏感性。④其他方法和指标:非持续性室性心动过速(ventricular tachycardia,VT)、频发室性期前收缩(早搏)、电生理检查诱发VT。⑤其他:LVEF是目前广泛采用的最重要的危险分层指标。

(二)血运重建后心脏性猝死的风险

对缺血相关的室性心律失常血运重建是最重要的治疗措施。缺血相关的严重室性心律失常及SCD最常见于STEMI发病后48 h之内,在NST-ACS也较常见,也可见于慢性缺血性心脏病,对合并心力衰竭的慢性稳定型缺血性心脏病及陈旧性心肌梗死的患者,室性心律失常的发生主要由于在心肌瘢痕和纤维化的基础上,心肌电生理特性改变形成了产生和维持室性心律失常的基质,在诱发因素作用下,即可发生严重室性心律失常或SCD。因此,单靠血运重建并不能有效预防这类心律失常所引起的SCD。血运重建后应根据患者的不同状况,评估其SCD的风险,采取包括埋藏式心脏复律除颤器植入在内的综合治疗措施预防。

(三)冠心病血运重建后心脏性猝死的预防

1. 埋藏式心脏复律除颤器　除冠心病标准的药物治疗外,埋藏式心脏复律除颤器植入可作为冠心病引起的SCD的一级和二级预防。这里需要指出的是,需综合患者全身情况,患者预期存活期>1年,冠脉血运重建后>90天,复查超声心动图结合临床症状评价心功能,LVEF<35%,需考虑安装埋藏式心脏复律除颤器。

2. 心脏再同步治疗(cardiac resynchronization therapy,CRT)在SCD预防中的应用　血运重建后对合并心力衰竭、LVEF显著降低、QRS明显增宽的患者来说,如果有植入埋藏式心脏复律除颤器的适应证,可考虑选择心脏再同步治疗除颤仪(cardiac resynchronization therapy defibrillator,CRT-D)。因为CRT可逆转左室重构,改善左室功能,增加LVEF,降低总病死率。

(撰写:赵莉芳　审校:洪　怡)

第二章 脑卒中后常见的功能障碍

第一节 躯干、肢体运动功能障碍

脑卒中是目前我国的常见多发病,且发病年龄趋于年轻化。脑卒中后大部分患者会出现各种功能障碍,如运动感觉功能障碍、言语与吞咽功能障碍、认知功能缺损、脑卒中后抑郁等,其中运动障碍是最常见的功能障碍之一,约占66%。运动功能障碍是指随意运动兴奋、抑制不能由意志控制的现象,常见于神经系统疾病、精神障碍、外伤等。

运动功能有随意运动和不随意运动两类。随意运动是有意识的,能随自己的意志进行的运动,又称自主运动。不随意运动是不经意识、不受自己意志控制的运动。一般所说的运动功能障碍是指随意运动障碍。

脑卒中后运动障碍临床表现:①软瘫,发病初脊髓休克所致,表现为瘫痪侧肌张力低下,腱反射消失。②痉挛性瘫痪,休克期过后逐渐出现,表现为瘫痪侧肌张力增高,上肢以屈肌占优势、下肢以伸肌占优势,腱反射亢进及病理反射,形成典型的偏瘫体位(Wernicke-uann位),行走呈划圈步态。随着病程进展,如痉挛逐步减弱或消失,则功能恢复的可能性为75%;若痉挛严重持续,功能恢复的可能性几乎为零。③运动协同动作和平衡障碍,脑卒中后,神经系统受损,有向人类进化早期方向退步的趋势,屈肌和伸肌出现一种在进化过程中保留下来的类似于两栖动物运动姿势的原始模式,因此上下肢出现一种刻板的协同动作,而不是正常的协同动作。

提切尔·布伦斯特罗姆在观察了大量偏瘫患者的基础上,总结出临床广泛使用的简单实用的脑卒中后偏瘫运动功能障碍的等级评定方法,也是脑卒中后中枢性运动功能障碍的普遍恢复过程。脑卒中后偏瘫患者运动功能的恢复,按 Brunnstrom 评价方法可以分为3期,即休克期、痉挛期、恢复期;6个阶段,即弛缓、痉挛、联带运动、部分分离运动、分离运动和正常。

1. 弛缓阶段　患者肢体失去运动控制能力,随意运动消失,肌张力低下,腱反射减弱或消失。

2. 痉挛阶段　患者肢体开始出现随意运动,但由于中枢神经系统的部分受损,导致患肢的姿势和运动出现异常模式(即痉挛、联合反应与共同运动)。事实上,痉挛在软瘫期已经逐渐出现,并以上肢的屈肌和下肢的伸肌最为明显。随着痉挛的发展,肌张力的逐渐增高,被动运动的阻力越来越高,异常运动模式更加明显,影响分离运动的恢复和正常运动模式的建立。联合反应是指非偏瘫侧肌肉用力收缩时,其兴奋可波及偏瘫侧而引起偏瘫侧肢体相应肌肉的收缩,表现为肌肉活动失去意识控制,伴随着痉挛出现。共同运动是期望完成某项活动时所引发的一种组合活动,是由意志诱发而又不随意志改变的一种固定的运动模式。

3. 联带运动阶段　运动模式限制着躯干及上下肢动作的多种组合,影响患者日常活动,是一种病理性的、异常的、毫无价值的运动。

4. 部分分离运动阶段　躯干及上下肢逐渐摆脱联带运动固定模式的控制,出现了新的运动组合,为运动功能改善的标志。上肢部分分离运动的动作模式是肩关节伸展,肘关节屈曲,手摸脊柱(距脊柱<5 cm);肩关节屈曲时,肘关节伸展(肩屈曲≥60°,肩关节内收、外展≤±10°,肘关节屈曲≤20°);肘关节屈曲,前臂旋前(肘

关节屈曲90±10°范围之内,旋前>50°,无下肢模式。

5. **分离运动阶段** 上、下肢功能正向正常水平发展。如能完成以下3种动作之一项,就可判定已达到分离运动阶段。上肢肘关节伸展,肩关节外展(肘关节屈曲<20°,肩关节外展>60°);肘关节伸展,上肢上举(肘关节<20°,肩关节>130°);肘关节伸展,肩关节屈曲,前臂旋前(肘关节屈曲<20°,肩关节屈曲>60°,旋前>50°)。下肢坐位,膝伸展,踝关节背屈(髋关节屈曲60~90°,膝关节屈曲<20°,踝关节背屈>5°);坐位,髋关节内旋(髋关节屈曲60~90°,膝关节屈曲90±10°,髋关节内旋>20°);立位,踝关节背屈(髋关节、膝关节屈曲<20°,踝关节背屈>5°)。

6. **正常阶段** 上、下肢运动的速度和协调性接近正常水平。

评价上肢运动速度的方法:患者肘关节屈曲,手与耳同高,以最快速度伸展肘关节,上举上肢,反复10次。然后与健侧对比,所需时间要求在健侧的1.5倍以下(先做健侧)。

评价下肢运动的方法:患者取坐位,完成髋关节内旋10次(内旋>20°),与健侧对比,所需时间要求在健侧的1.5倍以下(先做健侧)。

一、躯干运动功能障碍

(一) 定义

躯干运动功能障碍是指躯干的随意运动兴奋、抑制不能由意志控制的现象。

(二) 发生机制

躯干运动的中枢调节源于皮质联络区。运动的设计在大脑皮质和皮质下的2个脑区——基底神经节和小脑半球外侧部(即皮质小脑)中进行,把设计好的运动信息传送到运动皮质(中央前回和运动前区），再由运动皮质发出指令经由传出通路到达脊髓和脑干运动神经元。此过程中，运动的设计需在大脑皮质和皮质下的2个运动脑区之间进行信息交流；而运动的执行需要小脑半球中间部（即脊髓小脑）的参与，后者利用其与脊髓、脑干和大脑皮质之间的纤维联系，将来自肌肉、关节等处的感觉传入信息与大脑皮质发出的运动指令反复进行比较，修正大脑皮质的活动。外周感觉传入信息也可直接传入运动皮质，经过对运动偏差的不断纠正，使动作变得平稳而精确。躯干肌受双侧神经支配。研究表明，上位中枢损伤以后，虽然彻底中断了肌肉的神经支配，但是，它们仍然在脊髓水平保持着联系，网状脊髓束能够提供类似于锥体束的作用支配肌肉的活动，并在脊髓横断和锥体束中断之后长时间保持兴奋突触后电位，支配同侧和对侧的肌肉的电活动。因此当大脑一侧神经受损时，躯干肌的瘫痪较四肢轻，且由于神经传导通路存在，躯干的恢复会较四肢恢复快。但也有研究表明，虽然躯干肌受双侧神经支配，但是重度脑卒中患者躯干肌的瘫痪侧和非瘫痪侧均表现出活动减弱的现象，其可能的原因是由于躯干肌"失用"引起的。

（三）分类
根据瘫痪的性质分为弛缓性瘫痪和痉挛性瘫痪。

（四）临床表现
躯干是连接四肢和头部的重要部位，是整个运动链的中心环节。躯干对人体姿势的维持、稳定和直立有重要作用。躯干活动的丧失即源于躯干的肢体分离活动的丧失。人体一切抗重力活动均有躯干参与，没有一个稳固的中心，肢体只能进行粗大模式的运动。脑卒中引起的偏瘫是由上运动神经元病变引起的，表现为损伤程度远端比近端重，四肢比躯干重。虽然脑卒中后躯干的受累程度低于四肢,但是由于早期患者卧床时间较长,偏瘫侧和非偏瘫侧均出现不同程度的受损,偏瘫侧受损比较明显。在恢复期,忽略躯干的康复训练,导致代偿性躯干侧屈,并随之出现骨盆前倾,患侧肩胛带下沉的异常表现。在功能方面,躯干一侧功能受损严重,另一侧随之出现代偿。在早期表现为床上翻身、体位转换困难。在恢复期躯干功能尚未完全恢复,患者的步态、步行能力均受影响。

脑卒中偏瘫后控制躯干的肌肉,尤其是与屈曲、旋转和侧屈有关的肌肉选择性运动的丧失。偏瘫后无论需要哪种类型的肌肉活动,就重力而言,患者活动躯干都会感到困难。腹肌表现为收缩活动与张力明显丧失。仰卧位时,胸廓向上、向外牵拉,两侧肩胛带上抬,引起颈部缩短,脐被牵向非偏瘫侧。整个腹壁表现为张力低下,触诊腹壁完全无抵抗。在坐位时,偏瘫侧骨盆上方腹侧壁松弛隆起,腰部不同程度地丧失了正常轮廓。坐位和站立位时,从后面看脊柱与躯干侧缘间的距离,患侧大于健侧。躯干控制能力的丧失可造成广泛的影响,在一定程度上,躯干控制力丧失的障碍重于肢体肌肉瘫痪所造成的障碍。在患侧肢体只能进行痉挛的共同运动的情况下,缺乏近端的稳定性,对肢体有明显的影响。在患者试图做抗重力运动时,由于努力补偿丧失的稳定作用使远端痉挛进一步加重。虽然患者同样能在偏瘫后早期主动伸展躯干,但如不进行相应的训练,其将在全部运动中持续地利用较原始的伸肌活动,而不能获得屈肌控制能力。这是一种自我强化状态,患者使用伸肌越多,腹肌活动受刺激越少。即使在脑卒中后10年甚至更长时间,仍可观察到这种躯干屈肌控制能力的丧失。

二、肢体运动功能障碍

(一) 定义

人体一切有目的的运动都是由大脑皮质发出命令向下传递,

通过特定的神经纤维传到外周肌肉,支配这些肌肉按指令进行运动,这种运动称为随意运动。如果人的大脑不能发出命令,或神经纤维受损不能传达命令支配肌肉运动,则肌肉没有活动能力,不能完成随意运动,称为肢体瘫痪(简称瘫痪)。

(二) 发生机制

脑卒中最常见的是病变大脑半球对侧肢体的中枢性瘫痪。中枢性瘫痪又称上运动神经元性瘫痪,或称痉挛性瘫痪、硬瘫。由于大脑皮质运动区锥体细胞及其发出下行纤维——锥体束受损所产生。由于上运动神经元受损,失去了对下运动神经元的抑制调控作用,使脊髓的反射功能"释放",产生随意运动减弱或消失。

偏瘫常见于大脑中动脉分支的豆纹动脉供血区出血或闭塞,累及由皮质运动区发出的下行传导束所致,由于支配上肢和下肢的传导束比较集中,所以一般会同时受损,故会表现对侧肢体上、下肢同时瘫痪。健康人的肢体由于力量正常,所以可以自由运动、克服重力和阻力,维持任意姿势,并可以随意更改,但是脑卒中后有肢体运动功能障碍的患者就不能维持上述功能。这些患者在发病后,由于肢体瘫痪而活动减少,从而出现失用性肌萎缩;肌腱和韧带发生挛缩,从而出现关节畸形,常表现为足下垂、内翻畸形。这种由于肌腱和韧带挛缩所导致的畸形,通过常规康复治疗的疗效往往很差,可通过外科行肌腱延长术治疗。

(三) 分类

根据躯体瘫痪的部位和数量特点分为偏瘫、单瘫、交叉瘫、四肢瘫和脑神经麻痹。

（四）临床表现

偏瘫时肢体运动功能障碍的常见临床表现形式多样。软瘫期患者常表现瘫痪肢体完全不能运动。痉挛期瘫痪侧肢体表现为肌张力显著增高，即被动运动时感觉到阻力显著增大；主动运动时，上肢常表现为肩关节内收内旋、肘关节屈曲、前臂旋前、腕关节屈曲、手指屈曲状态，下肢表现为髋关节内收、膝关节伸直、足下垂内翻、脚趾屈曲抠地形态，行走时呈划圈样步态。偏瘫后，除了肌力障碍外，时常还有肌张力异常。肌张力和肌力就像一对双胞胎兄弟，它们的损害往往是同时发生的，恢复时也常常相互伴随。所以不仅要关注患者的肌力情况，也要注意他们的肌张力改善情况。肌张力是指人体肌肉在静止松弛状态下的紧张度，它是维持身体各种姿势和正常运动的基础，并表现为多种形式。如人在静卧休息时，身体各部肌肉所具有的张力称静止性肌张力。躯体站立时，虽不见肌肉显著收缩，但身体前后肌肉亦保持一定张力，以维持姿势和身体稳定，称为姿势性肌张力。肌肉在运动过程中的张力，称为运动性肌张力，是保证肌肉运动连续、平滑（无颤抖、抽搐、痉挛）的重要因素。脑卒中患者由于大脑相应的组织被破坏，导致高级中枢对外周肌肉的控制与调节消失，外周肌肉（拮抗肌和协同肌）出现协调混乱，导致偏瘫侧肢体肌张力异常增高。偏瘫侧上肢以屈肌张力增高为主，下肢以伸肌张力增高为主。偏瘫侧各大关节在被动活动时可以感受到明显的阻力。此外，脑卒中时锥体束受损，可表现为正常情况不应出现的病理特征，如上肢屈肌病理反射——霍夫曼征，下肢伸肌病理反射——巴宾斯基征。

（撰写：乔 蕾　审校：丁珊珊）

第二节 柔韧、平衡与协调性障碍

一、柔韧障碍

(一)定义

柔韧性障碍是指人体关节活动幅度及关节韧带、肌腱、肌肉、皮肤和其他组织的弹性和伸展能力减弱或消失,即关节和关节系统的活动范围受限。

(二)发生机制

脑卒中后由于上运动神经元受损,失去了对下运动神经元的抑制调控作用,神经对骨骼肌的调节失控,特别是对拮抗肌的放松、紧张的协调,同时导致神经末梢区域软组织改变,组织的弹性减少,柔韧性降低。协调性改善可以保证动作幅度加大。提高柔韧性可采用拉长肌肉、肌腱及韧带等组织的方法,有爆发式(急剧的拉长)和渐进式2种。其中,渐进式可以放松肌肉,使肌腱缓慢地拉长,不易引起损伤。

(三)分类

柔韧性障碍可分为主动柔韧性障碍和被动柔韧性障碍。主动柔韧性障碍是指利用肌肉可以使关节活动的范围受限,被动则单纯是关节活动的最大范围受限。影响柔韧性即关节活动范围的因素有:关节骨结构,关节周围组织的体积,韧带、肌腱和肌肉的伸展性,其中,最后一项与提高柔韧性关系最大。

(四)临床表现

柔韧性障碍发生后出现以下表现:机体肌力和速度的发挥受

到限制；动作的协调性、灵活性和美感降低或消失；运动伤害的发生率提高，如疼痛。

柔韧性是身体健康素质的重要组成部分，它是指身体各个关节的活动幅度及跨过关节的韧带、肌腱、肌肉、皮肤的其他组织的弹性伸展能力。经常做伸展练习可以保持肌腱、肌肉及韧带等软组织的弹性。柔韧性得到充分发展后，人体关节的活动范围将明显加大，关节灵活性也将增强。这样做动作更加协调、准确、优美，同时在体育活动和日常生活中可以减少由于动作幅度加大、扭转过猛而产生的关节、肌肉等软组织的损伤。

二、平衡功能障碍

(一) 定义

平衡能力是指人体所处的一种稳定状态，以及不论处在何种位置、运动，或受到外力作用时，能自动地调整并维持姿势的能力，即当人体重心垂线偏离稳定的支持面时，能立即通过主动的或反射性的活动使重心重新返回到稳定的支持面内，这种能力就称为平衡能力。平衡功能的正常依赖于3种因素，分别为：①人体具有保持身体位置安定的能力即稳定力，在身体最小的摆动下身体能保持姿势。②在随意运动中能调整姿势。③能安全有效地对外来干扰做出反应，保持动态稳定性。

(二) 发生机制

对于平衡而言，支撑面的改变直接影响着维持平衡的能力。维持好的平衡能力需要下列条件，无论损伤以下哪个条件，都会影响平衡的维持：①视觉；②前庭功能；③本体感觉效率；④触觉的输入和敏感度，尤其是手部和足部的感觉；⑤中枢神经系统的功能；⑥视觉及空间感知能力；⑦主动肌与拮抗肌的协调动作；⑧肌力与耐力；⑨关节的灵活度和软组织的柔韧度。保持人体平衡需要感觉输入（包括本体觉、视觉、前庭觉）、中枢整合、运动控制的参与。脑卒中后患者往往出现踝关节本体感觉减退，过度依赖视觉甚至是错误的视觉信息会导致较单一的感觉信息输入，使患者感觉信息整合障碍，形成异常的代偿策略如抓住身边的物体、髋关节策略的使用频率高于同龄正常人等，导致身体外来干扰发生不恰当的反应，无法保持身体的稳定性，运动控制能力下降。

在运动疗法工作范畴内，以下几种损伤将严重影响患者的平衡能力，会导致日后的日常生活活动能力受到限制，而脑卒中患者因脑的不同部位的损伤，会出现以下几种损伤。

1. 肌力和耐力的低下　　特别是躯干和下肢的肌力低下，将大大影响患者的平衡功能。平衡的维持需要一定的躯干、双侧上肢及下肢的肌力来调整姿势。当人的平衡被破坏时，让全身能做出及时的、相应的保护性反应，便可维持身体的平衡，不致跌倒而导致损伤。而对于上肢肌力低下的患者，若不能及时调整身体的反应能力，不能做出相应的保护性反应，如上肢的保护性反应，患者的坐位平衡将受到破坏；而下肢肌力若不够，患者的立位平衡将不能维持，不能出现跨步、跳跃反应等，患者就很容易摔倒并受伤。

2. 关节的灵活度和软组织的柔韧度下降　　如下肢的疼痛或股二头肌挛缩造成的髋关节屈曲受限等，也会引起平衡障碍。平衡的维持除了需要躯干及上下肢的肌力加以维持外，肢体关节活动范围是否正常灵活也是非常重要的。例如，对于脊髓损伤患者，长坐位时的双侧髋关节屈曲范围是否能维持正常，端坐位时的髋膝踝关节的屈曲范围是否能维持正常，对于保持平衡都是非常重要的。同样，对于脑卒中患者，由于踝关节周围肌肉的挛缩等造成踝关节的背屈受限，甚至形成跖屈、内翻畸形等，这将大大影响患者日后行走及身体平衡的功能。另外，对于患者来说，仅有良好的关节活动范围是不够的，还要有肌肉的柔韧性和伸展度，特别是跨2

个关节的长肌肉,如股二头肌的缩短,将大大影响患者的长坐位保持与稳定性。然而,对于脊髓损伤患者,长坐位下进行日常的功能活动是非常重要的,如穿脱袜子、鞋和支具,以及长坐位下的移动等。因此,对此类患者要维持腘绳肌的柔韧性及过度的伸展性,使患者能保持长坐位的姿势稳定性。

3. 中枢神经系统功能的障碍　对于脑卒中患者,维持平衡功能的3个因素均有可能受到损害而导致平衡失调,从而造成保持姿势、调整姿势及维持动态稳定的功能均下降。正常情况下,当人体失去平衡时,身体会自然产生平衡反应。例如,身体往相反方向倾倒时,上肢将伸展或下肢踏出一步,以保持身体平衡防止跌倒。这些复杂的反应是由中枢神经和肌肉及骨骼系统控制的。而脑卒中患者因中枢神经系统损伤,则会出现明显的平衡功能障碍。

(三) 分类

平衡可以分为静态平衡和动态平衡两类。静态平衡是指人体在无外力的作用下,保持某一静态姿势,自身能控制及调整身体平衡的能力,主要依赖于肌肉的等长收缩即关节两侧肌肉协同收缩来完成,如手膝位的跪立训练。动态平衡则是指在外力作用于人体或身体的原有平衡被破坏后,人体需要不断地调整自己的姿势维持新的平衡的一种能力,主要依赖于肌肉的等张收缩来完成,如在平衡板上的站立训练。

静态平衡与动态平衡两者相辅相成。日常生活中的活动动作的完成,很大部分都要依赖于静态平衡和动态平衡的维持能力。静态平衡是动态平衡的基础,没有静态平衡,就没有动态平衡的发展。

(四) 临床表现

脑卒中后平衡障碍的特点如下。

1. 保持姿势障碍　起立时往往出现前后、左右摇摆,且左右大大地分开双足,障碍严重时张开双手以获得平衡。由于下肢摇摆胫前肌产生收缩,足背肌腱时隐时现。在前庭、迷走神经系统障碍、深部感觉障碍时,用视觉的代偿来维持平衡起到重要作用。因此,当睁眼时能保持姿势,而闭眼时出现明显的摇摆,甚至摔倒(闭目试验阳性)。小脑系统障碍时,闭目试验阴性。

2. 平衡反应障碍　在观察因小脑系统、深部感觉系统障碍引起的平衡障碍的平衡反应时表现出和健康人一样的反应,但反应突然而过度。这不是平衡反应失稳,而是必要的运动量的调节障碍。在前庭、迷走神经系统障碍的患者中,平衡反应失稳就像抛东西那样被抛出去。

3. 移动障碍　小脑系统和深部感觉系统障碍引起的平衡障碍患者在步行时两脚步宽增大,划圈样步行。出脚慢,落脚快,步幅小而不规则。前庭、迷走系统障碍时不能沿一条直线步行,向一侧偏离。始终向同一方向偏,病变也是在同一侧。

当出现平衡障碍时应分别采用以下几个方式进行检查:①姿势的保持。②施加外力时身体的平衡和恢复的反应。③移动。

平衡训练是康复训练中的一项重要内容,因为平衡的好坏能直接或间接地影响患者身体控制和日后的生活自理能力。恢复平衡能力的训练是指为提高患者维持身体平衡能力所采用的各种训练措施。通过这种训练,能激发姿势反射,加强前庭器的稳定性,从而改善平衡功能。平衡训练要求患者在训练后达到能下意识地自动维持平衡。

三、协调性障碍

(一) 定义

协调功能是人体自我调节、完成平滑、准确且有控制的随意运动的一种能力。所完成运动的质量应包括按照一定的方向和节奏,采用适当的力量和速度,达到准确的目标等几个方面。协调性是正常运动活动的最重要组成部分,也是体现运动控制的有力指标。即使是很简单的动作也需要许多肌肉的参与——它们在动作的不同阶段需有主动肌、协同肌、拮抗肌或固定肌参与。协调功能主要协调各组肌群的收缩与放松。动作过程是否准确流畅取决于这些肌肉在速度、幅度和力量等方面的密切协调,同时体现神经系统在不同时间内对各组肌肉运动单位的动员数目和冲动频率的控制作用。协调功能与平衡不同,必须集中注意力,且在多种感受器的共同参与下完成。

协调性功能障碍与运动瘫痪、肌张力异常和过度运动症等同属于运动控制功能障碍范畴,是指以笨拙的、不平衡的和不准确的运动为特点的异常运动。

(二) 发生机制

协调运动障碍是由于中枢神经系统不同部位(小脑、基底节、脊髓后索)的损伤所致。前庭迷路系统、本体感觉与视觉的异常也可造成协调运动障碍。

控制和协调能力两者密不可分,但并非完全相同。控制和协调能力练习的目的是形成感觉印象和运动程序,两者存储于大脑中,进而产生动作。当中枢神经系统受损时,可通过未受损神经元的侧支生长,或者其他神经元或神经通路的替代,在受损区域外的其他地方重新形成感觉印象和运动程序。当中枢神经系统未受损,而下运动神经元或软组织疾病导致运动障碍时,通过练习可重新启用正常情况下被抑制的神经通路。学习控制和协调能力最主要的是重复,如果一种动作重复得足够多,这种过程将被学会并储存,并且在不断重复的过程中,完成这种动作所花费的精力会越来越少。

(三) 分类

协调功能障碍主要可分为前庭性共济失调、感觉性共济失调与小脑性共济失调。

(四) 临床表现（与分类不一致）

1. 小脑共济失调　小脑的主要功能是维持身体的平衡、调节肌张力和调节随意运动。因小脑病变部位的不同可出现不同类型的小脑共济失调。小脑半球损害导致同侧肢体的共济失调。患者由于对运动速度、力量和距离的控制障碍而产生辨距不良和意向震颤，上肢较重，动作越接近目标震颤越明显，并有快速和轮替运动异常，字越写越大（大写症）；在下肢则表现为行走时的酩酊步态。

2. 基底节共济失调　此类病变的患者主要是肌张力发生改变和随意运动功能障碍。表现为震颤、肌张力过高或低下、随意运动减少或不自主运动增多。

3. 脊髓后索共济失调　脊髓后索病变造成深感觉障碍，此类患者不能辨别肢体的位置和运动方向，行走时动作粗大，迈步不知远近，落地不知深浅，踩棉花感，并需要视觉补偿，常目视地面行走，在黑暗处难以行走。检查时会发现震动觉、关节位置觉缺失，闭目难立（Romberg）征阳性。

在各项康复训练中，协调性训练最困难，因为影响协调性除了遗传、心理因素外，还有肌力与肌耐力、技术动作纯熟度、速度与速耐力关系、身体重心平衡、动作韵律性、肌肉放松与收缩，甚至还有柔软度等。

（撰写：乔　蕾　审校：丁珊珊）

第三节 呼吸功能障碍

随着脑卒中发病率的增加、急性期救治效果的提高,脑卒中患者的康复过程逐渐受到重视。以往人们对脑卒中的运动功能、言语功能、认知功能障碍关注较多。呼吸功能障碍在脑卒中患者中并不少见,因此近年来越来越多的临床医师开始注意到脑卒中患者的呼吸功能障碍。

一、脑卒中后呼吸功能障碍的定义

呼吸功能障碍一般是指肺通气和(或)肺换气功能障碍,以致动脉血氧分压(PaO_2)低于正常范围,伴或不伴二氧化碳分压($PaCO_2$)升高。严重者伴有一系列临床表现,称为呼吸衰竭。脑卒中后呼吸中枢或相关运动通路损伤可直接引起呼吸模式改变、呼吸肌肌力下降。

二、脑卒中后呼吸功能障碍的发生机制

脑卒中会导致患者发生不同程度的脑损伤。脑干呼吸中枢或额叶运动中枢对呼吸运动的支配须有运动通路参与。脑卒中可直接累及呼吸中枢,也可因累及运动通路,从而引起呼吸功能障碍。

(一) 呼吸中枢

呼吸中枢(respiratory center)是指中枢神经系统内产生呼吸节律和调节呼吸运动的神经细胞群。在对呼吸中枢定位研究的诸多实验中,具有重要价值的是1923年由英国的生理学家拉姆斯登(Lumsden)对猫的脑干进行的分段横切实验。研究显示,呼吸中

枢分布在大脑皮质、间脑、脑桥、延髓和脊髓等各级部位,参与呼吸节律的产生和调节,共同实现机体的正常呼吸运动。

1. 脊髓　如果在猫的延髓与脊髓之间横断脊髓,其自主节律性呼吸立即停止且不能恢复,提示脊髓不能产生自动的节律性呼吸。但支配呼吸肌的下运动神经元位于脊髓,说明脊髓是联系脑和呼吸肌的中继站,以及整合某些呼吸反射的初级中枢。

脊髓颈、胸节段灰质前角有呼吸运动神经元。颈 3～5 节有支配膈肌的神经元。脊髓胸段 2～6 节有支配肋间肌的运动神经元。如把脊髓在胸段第 6 节以下横断,对呼吸运动将不发生任何妨碍。如把脊髓在颈段第 6 节以下横断,肋间肌虽已失去作用,但膈肌还能照常进行有节律收缩活动;只有把脊髓在颈段第 2 节水平切断,呼吸肌由于与延髓中枢分离而不再起作用。

2. 延髓　延髓中有产生节律性呼吸的基本中枢,两部位有部分重叠,如刺激呼气中枢,引起持续呼气动作;刺激吸气中枢,引起持续吸气动作;交替刺激 2 个部位,可引起相应呼气和吸气交替出现。吸气中枢更敏感。其中枢神经细胞群,一为背侧群,包括附近的孤束核,为吸气神经元群,自动发出冲动,作用于脊髓对侧的膈肌运动神经元,从而引起对侧膈肌收缩,又作用于腹外侧疑核,通过迷走神经和舌咽神经支配同侧呼吸辅助肌群,后疑核支配肋间肌运动神经元。

延髓中枢与脊髓之间具有交互抑制现象。延髓的吸气神经元可通过下行路径引起脊髓吸气肌运动神经元兴奋,同时又有侧支通过抑制性中间神经元对脊髓呼气肌运动神经元起抑制作用,同样,延髓的呼气神经元下行冲动除引起脊髓呼气肌运动神经元兴奋外,还抑制吸气肌运动神经元活动。延髓呼吸中枢具有内在节律活动,在整体内,吸气神经元能发放阵发性的成簇电位,每分钟 12～15 次,与呼吸频率相似,而呼气神经元无自发性放电。

呼吸中枢在猫的脑桥与延髓之间横断,保留延髓以下的部分,动物仍有节律性呼吸,表明延髓是产生原始的节律性呼吸活动的基本部位。但此时的呼吸不同于正常,呈不规则的喘息样等呼吸形式,提示正常呼吸节律的形成还需要脑的其他部分参与。若在中脑与脑桥之间横断脑干,保留脑桥以下的部分,则动物呼吸无明显改变。以上结果表明,最基本的呼吸中枢在延髓,而正常呼吸节律的形成有赖于延髓与脑桥的共同配合。

进一步研究显示,延髓的呼吸相关神经元可分为背侧呼吸组(dorsal respiratory group, DRG)和腹侧呼吸组(ventral respiratory group, VRG)。背侧呼吸组位于延髓背内侧,以吸气神经元为主,其轴突终止于脊髓颈、胸段的膈神经运动神经元和肋间神经运动神经元。背侧呼吸组的神经元接受肺牵张感受器、外周化学感受器等处的传入冲动,起着整合传入信息和调节呼吸运动的作用。腹侧呼吸组所含的吸气神经元和呼气神经元数目大致相当,其中的前包钦格复合体(pre-Botzinger complex)与呼吸节律起源有关。

3. 神经元群 呼吸神经元相对集中于臂旁内侧核和相邻的 Kolliker-Fuse(KF)核,合称 PBKF 核群。PBKF 核群与延髓的呼吸神经核团之间有双向联系,形成调控呼吸的神经网络。在麻醉猫,切断双侧迷走神经,损毁 PBKF 可出现长吸式呼吸,提示该区的作用是限制吸气,促使吸气向呼气转换,具有稳定呼吸类型、减慢节律和影响呼吸时程等呼吸调整作用。

4. 上位脑 猫的中脑水平切断,动物的呼吸无明显改变,表明大脑皮质不是产生节律性呼吸的必需部位。临床上,植物人的呼吸可以保持平稳均匀即是证明。但大脑皮质等上位中枢对呼吸具有调整作用,在一定限度内可随意屏气或加深加快呼吸。大脑皮质对呼吸的随意调节系统与下位脑干的不随意呼吸调节系统的下行通路是分开的。临床上,有时能观察到自主呼吸和随意呼吸分离的现象。此时,患者可通过随意呼吸或人工呼吸来维持肺通气。若未进行人工呼吸,一旦患者入睡,呼吸运动就会停止。

(二)发生机制

以脑梗死为例,脑梗死患者脑组织缺血,引发脑细胞缺血级联反应,导致在神经元水平发生一系列变化。糖及营养物质的供应中断使 Na^+-K^+ 泵衰竭,神经元细胞膜去极化,兴奋性神经递质释放及钙离子通道开放,进而钙离子内流,导致神经元细胞器损伤,神经元代谢及功能失衡引起神经功能受损。呼吸中枢与效应器间的神经联系、各呼吸中枢间的纤维联系受累导致呼吸功能受损、呼吸模式改变,引起中枢性呼吸障碍。脑梗死患者中枢呼吸驱动及呼吸驱动储备能力较健康人下降,对呼吸相关感觉输入的整合、调控能力受损,进而出现呼吸模式的改变;且呼吸中枢的应激反应能力下降,在感染等应激状态下更易出现呼吸衰竭。

脑卒中后对运动系统的损害也是引起呼吸功能障碍的重要原因之一。系统回顾显示,与健康对照组相比,脑卒中患者的最大吸气压力与最大呼气压力均明显降低,提示脑卒中患者的吸气肌肌力与呼气肌肌力均有所下降。皮涅罗(Pinheiro)等关于吸气肌肌力与步行速度的研究发现,无社区步行能力组患者的吸气肌肌力明显低于具有社区步行能力的脑卒中患者。这些结果提示,运动通路受损可影响呼吸肌的肌力。另一方面,在呼吸过程中,吸气阶段以膈肌、肋间外肌等肌肉收缩为主,呼气可通过上述肌肉的放松、胸壁弹性回缩实现。部分脑卒中恢复期患者出现胸廓挛缩,胸壁弹性下降,从而进一步造成呼气功能障碍,心肺适应性降低。

三、脑卒中后呼吸功能障碍的临床表现

脑卒中后,由于脑损伤导致呼吸中枢与躯体运动中枢受损,患者除表现呼吸肌力减弱,呼吸模式代偿性改变,心肺适应性降低等临床症状外,脑卒中继发肺炎、脑卒中伴睡眠呼吸暂停也是其他常

见且影响脑卒中患者预后的呼吸功能异常。

(一) 脑卒中继发肺炎

脑卒中后,一方面,可诱导免疫抑制,增加患者继发感染的风险;另一方面,患者活动受限、吞咽功能障碍较常见,部分伴有意识障碍,咳嗽反射减弱甚至消失。因此,脑卒中患者易发生卒中相关性肺炎,且肺炎最常发生于脑卒中发病后第1周内。在重症监护病房,脑卒中患者肺炎的发生率为4.1%~56.6%;在脑卒中单元,脑卒中患者肺炎发生率为3.9%~44%;在恢复期脑卒中患者中,仍有3.2%~11%并发肺炎。肺炎不仅影响换气功能,还可累及通气功能,均可加重脑卒中患者呼吸功能障碍。急性脑卒中患者的胃肠道出血、深静脉血栓、泌尿系感染等多种并发症均与继发肺炎呈明显相关性。并发肺炎导致脑卒中患者的死亡风险增加2~6倍,是脑卒中后死亡的独立危险因素。继发肺炎的脑卒中患者在急性期平均住院时间延长,医疗费用急剧增加,且恢复期康复评定中神经功能受损更为严重。

(二) 脑卒中伴睡眠呼吸暂停

近来,睡眠呼吸暂停与脑卒中的关系已受到越来越多的重视。一项系统分析显示,在2 343例缺血性脑卒中、出血性脑卒中及短暂性脑缺血发作患者中,睡眠呼吸暂停低通气指数(apnea hypopnea index AHI)>5次/小时的患者占72%,AHI>20次/小时患者占38%。AHI>10%的患者所占比例在不同脑卒中的类型间相似。可见,在脑卒中幸存者中,睡眠呼吸暂停综合征的患病率较高。阻塞性睡眠呼吸暂停(obstructive sleepapnea,OSA)是脑卒中的独立危险因素,但部分上述患者可能在脑卒中发生前即存在睡眠呼吸暂停。马丁内斯·加西亚(Martínez García)等对首次缺血性脑卒中患者的观察显示,患者在恢复期平均AHI较急性期明显降低,伴有吞咽障碍者阻塞性睡眠呼吸暂停指数明显高于无吞咽障碍组;进一步分析发现,是否伴有吞咽障碍是 AHI 在恢复期降低 50% 以上的独立预测因素,推测脑卒中后咽部肌张力异常可能促发或加重阻塞性呼吸暂停(OSA)。

脑卒中并发睡眠呼吸暂停有其特点。首先,体位性 OSA 所占比例高。德兹(Dziewas)等报道,伴有 OSA 的急性脑梗死患者,65% 为体位性 OSA,这与脑卒中后运动功能障碍、体位受限,整个睡眠期中仰卧位所占时间比例增高,而仰卧位会使 OSA 加重有关。其次,急性期后睡眠呼吸障碍的程度可减轻。脑卒中后 6 周,AHI 均数即可较急性期下降 20%,可能与脑损伤减轻、肺功能改善、仰卧位睡眠减少、脑卒中并发症好转有关。再次,睡眠呼吸暂停的发生与患者是否伴有打鼾症状并不完全一致,超过 25% 的睡眠呼吸暂停患者无打鼾症状,而在 AHI<5 次/小时的脑卒中患者中,50% 以上伴有打鼾症状。更为重要的是,未干预的 OSA 患者多预后不良,且死亡风险与 OSA 的严重程度有关。多项临床观察显示,并发 OSA 的脑卒中患者较无并发 OSA 者死亡率增高,且伴有中重度 OSA 的患者轻度 OSA 者死亡率进一步增加,AHI 每增加 1 个单位死亡风险增加 5%。脑卒中并发 OSA 不仅影响生存率,亦加重神经功能缺损,延长住院及康复时间,增加脑卒中再发风险。

(撰写:刘功亮　审校:乔　蕾)

第三章 脑卒中合并冠心病的康复评定

第一节 疾病情况评定

一、一般检测与评估

详细的病史采集、体格检查、多系统的康复评定(包括运动感觉功能、语言言语与吞咽功能、认知功能、精神与心理等),全面、系统地了解患者的身体基础状况与功能障碍程度,为下一步开展康复治疗打下基础。

(一)病史

首先应获得一份详细病史记录,相关信息可来源于患者的保健医师、心血管病医师、外科医师、神经科医师或直接由康复项目医学负责人所做的评定和治疗记录。内容包括:心血管病史、脑卒中病史、相关并发症及治疗方案。仔细审阅后决定患者是否适合参加运动康复计划。需要特别关注有可能影响患者运动表现的疾病,如特殊的心血管疾病、呼吸系统疾病、骨骼肌肉、神经系统等。

既往史多关注"心、脑"血管、神经系统状态,包括风险因素和管理状态等,是初始评估的基本要素,可用于制订个体化的运动康复方案。

病史内容包括9个方面。

(1)诊断:包括心血管病(现有的冠状动脉疾病、既往心肌梗死、心脏手术、心绞痛、高血压);脑血管病(脑卒中等);肺疾病(哮喘、肺气肿、支气管炎);糖尿病;外周动脉疾病;骨骼肌、神经肌肉和关节疾病;骨质疏松;情绪紊乱和进食障碍。

(2) 症状:心绞痛、胸部、颈部、下颌不适(压迫、刺痛、疼痛、麻木);不典型心绞痛;头晕、眩晕或晕厥;气短;心动过速;

(3) 动脉粥样硬化性疾病进展的危险因素:高血压、糖尿病、肥胖、血脂异常、吸烟和缺乏体力活动。

(4) 近期疾病、住院或外科手术情况。

(5) 用药剂量、方法、药物过敏史。

(6) 其他习惯:饮酒史或药物滥用。

(7) 体力活动史:平时体力活动程度相关的信息,如活动频率、持续时间、强度和类型。

(8) 工作史:估测重返工作的时间。

(9) 社会心理史:包括生活条件、家庭婚姻状况、交通需求、家庭和情感问题,抑郁、焦虑或其他心理问题。

康复医师应确定患者是否有心绞痛、呼吸困难、心悸或晕厥、肢体活动障碍情况,询问患者是否有心肌梗死、经皮冠脉介入术或搭桥的病史。最好能够获得和记录左心室收缩功能和冠状动脉解剖方面的测量资料,从而全面评估心脏的血管状态、功能状态。完整详细地记录用药情况,给药间隔和服药的依从性。评估呼吸系统、内分泌系统,以及行为和肌肉骨骼等并发症。

详细的社会、职业经历也可提供有价值的信息,有助于调整项目使训练和目标更符合个体需求。在为所有患者制订评估方案时,康复工作人员应向社会服务和职业康复两方面的工作组寻求咨询,考虑家庭和社区资源可以为患者提供家庭关怀和重返工作方面的帮助。

(二) 体格检查

首次体格检查应在实际从事心血管病常规治疗的医师和脑卒

中医师的指导下，由医师或者其他接受过培训且有资质的医疗保健服务的人员来完成。一份近期新的12导联静息心电图对评估心率(heart rate，HR)、心律、传导异常及既往心肌梗死方面十分有益。静息心电图可以提供重要参考，特别是患者出现新的提示心肌缺血或心律失常的症状或体征时。

肌肉骨骼不适和损伤是相对常见的并发症，因此在开始体力训练前应该评价肌肉骨骼功能、下肢力量、柔韧性和平衡性。康复工作小组应该明确患者是否有肌肉骨骼损伤病史，同时评价其体位和协调性。

如果患者接受的冠状动脉搭桥手术经胸骨正中切口，则评估胸骨的稳定性尤为重要，需明确胸骨是否有任何的移动、咔嗒声或爆裂。胸骨的愈合时间通畅要达到8周才能得到足够的稳定性。

体格检查的内容包括以下几方面。

(1) 体重、身高、体重指数、腰臀比值、在脐周水平的腰围。

(2) 脉搏频率和节律。

(3) 静息血压。

(4) 肺部听诊，尤其注意所有肺野呼吸音的一致性。

(5) 心脏听诊，注意奔马律、杂音、摩擦音。

(6) 颈动脉、腹部触诊和听诊。

(7) 触诊和检查下肢，了解有无水肿、动脉搏动情况、皮肤完整性(尤其是糖尿病患者)。

(8) 有无黄色瘤和黄斑瘤。

(9) 评估骨科和其他可能限制运动试验或训练的医学情况。

(10) 对于冠状动脉搭桥手术或经皮冠状动脉血运重建术后患者，应检查胸部和腿部的伤口及血管周围区域的情况。

(三) 一般检测和评估的意义

筛查心血管危险因素、并发症和合并症；对患者进行初步的心功能美国纽约心脏病学会心力衰竭程度分级(New York College of Cardiology Grading of Heart Failure,NYHA 分级)和加拿大心血管病学会心绞痛分级(CCS 分级);检查运动系统、神经系统等影响运动的因素;身体其他重要脏器的功能;了解患者日常活动水平和运动习惯,为下一步制订运动处方打下良好的基础。

(撰写:洪 怡 校审:李 擎)

第二节 危险因素评定

一、筛查心血管危险因素

对患者进行初步的心功能 NYHA 分级和心绞痛 CCS 分级。

二、不可干预因素

年龄、家族遗传性。

三、可干预因素

包括血压、糖尿病、心脏病、吸烟、酗酒、血脂异常、颈动脉狭窄、肥胖等。

(一) 高血压

脑卒中发病率、病死率的上升与血压升高有着十分密切的关系,这种关系是一种直接、持续并且是独立的。有研究显示,收缩压每升高 10 mmHg,脑卒中发病相对危险增加 49%。当血压水平<140/90 mmHg 时可明显减少脑卒中的发生。有糖尿病和肾病

的高血压患者,降压目标应更低一些,以＜130/80 mmHg 为宜。对于早期或轻症患者首先改变生活方式治疗。

(二) 心脏病

各种类型的心脏病与脑卒中密切相关,扩张性心肌病、瓣膜性心脏病、先天性心脏病、心房纤颤是脑卒中的非常重要的危险因素。据统计,缺血性脑卒中约有20%是心源性栓塞,高达40%的隐源性卒中与潜在的心脏栓子来源有关。

建议成年人(年龄＞40岁)定期体检,发现心脏病,应积极找专科医师治疗;对非瓣膜性房颤患者,在有条件的医院可使用抗凝治疗。

(三) 糖尿病

糖尿病是脑卒中的独立危险因素,2型糖尿病患者发生脑卒中的风险增加2.6倍。

建议有心脑血管危险因素的人应定期检测血糖,必要时定期检测糖化血红蛋白(glycated hemoglobin Alc,HbAlc);糖尿病应首先控制饮食,加强体育锻炼,2～3个月血糖控制仍不满意者,应选用口服降糖药或使用胰岛素治疗;糖尿病患者更应积极治疗高血压、控制体重和降低胆固醇水平。

(四) 高血脂

大量研究证实,血清总胆固醇升高、低密度脂蛋白升高、高脂蛋白降低与脑血管病有密切关系。

建议:血脂异常,尤其是合并有高血压、糖尿病、吸烟等其他危险因素者首先应改变不健康的生活方式并定期复查血脂。改变生活方式无效者采用药物治疗。

（五）吸烟

吸烟是脑卒中的独立危险因素，其危险度随吸烟量而增加。大量研究证实，吸烟者发生缺血性卒中的相对危险度为 2.5～5.6。长期被动吸烟可增加脑卒中的发病危险。

（六）酗酒

大量饮酒和急性酒精中毒是导致青年人脑梗死的危险因素。同样，对老年人来说，大量饮酒也是缺血性卒中的危险因素。酒精可能通过多种机制导致卒中增加，包括升高血压、导致高凝状态、心律失常、减低脑血流量等。

建议：对不饮酒者不提倡用少量饮酒来预防心脑血管疾病；饮酒者要适度，不能酗酒。

（七）肥胖

指数 BMI 增加或均匀性肥胖与脑卒中的关系更为密切。

建议：采用健康的生活方式和良好的饮食习惯，增加体力活动等措施减轻体重，降低脑卒中发病的风险。

（撰写：洪　怡　审校：李　擎）

第三节　运动功能评估

一、肌力评定

肌力是指肌肉收缩的力量。肌力评定是测定受试者在主动运动时肌肉和肌群产生的最大收缩力量。肌力评定是对神经、肌肉功能状态的一种检查方法,也是评定神经、肌肉损害程度和范围的一种重要手段,即评定分徒手肌力检查和器械肌力测定。

1. 徒手肌力的检查　根据受检肌肉和肌群的功能,当受试者处于不同的检查体位,然后嘱其分别在去除重力、抗重力和抗阻力的条件下做一定的动作,按照动作的活动范围及抗重力和抗阻力的情况将肌力进行分级。国际上,普遍应用的徒手肌力的检查方法是 Lovett 6 级分级法。1983 年,美国医学研究委员会在此分级基础上进一步细分为 MRC 肌力分级法。

2. 器械肌力测定　当肌力能抗阻运动时,可采用器械进行肌力测定。常用的检查方法有握力测试、捏力测试、背肌力测试、四肢肌群肌力测定和等速肌力测定。

(1) 握力测试:用握力计测定,用握力指数评定。测试者采取坐位,上臂置于体侧,屈肘 90°,前臂和腕部取中立位,手握住握力计的手柄,最大力握 3 次,取握力最大值。握力指数＝握力(kg)/体重(kg)×100,＞50 为正常。握力主要反映手内肌和屈指肌群的肌力。

(2) 捏力测试:用捏力计测定。测试者用拇指分别与其他手指相对,用最大力捏压捏力计 3 次,取捏力最大值。捏力主要反映拇对掌肌和其他四指屈肌的肌力,正常值约为握力的 30%。

(3) 背肌力测试:用拉力计测定,用拉力指数评定。测试者双脚站在拉力计上,手柄高度平膝,双膝伸直,双手握住手柄两端,然后伸腰用力向上拉手柄。拉力指数＝拉力(kg)/体重(kg)×100,正常值男性为 150～300,女性为 100～150。不适用于有腰部病变的患者和老年人。

(4) 四肢肌群肌力测定:借助牵引绳和滑轮装置,通过与肌力方向相反的重量来评定肌力。

二、肌张力测定

肌张力是指肌肉组织在静息状态下的一种不随意、持续的、微小的收缩,即在做被动运动时,所显示的肌肉紧张度。正常的肌张力能够维持主动肌和拮抗肌的平衡运动,使关节有序固定,肢体保持一定的姿势,有利于肢体协调运动。

肌张力测定主要是手法检查,首先观察并触摸受检肌肉在放松、静止状态下的紧张度,然后通过被动运动来判断。

1. 肌张力分类

(1)正常张力:被动活动肢体时,没有阻力突然增高或降低的感觉。

(2)张力增高:肌腹紧张度增高。患者在肢体放松的状态下,检查者以不同的速度对患者的关节做被动运动时,感觉有明显阻力,甚至很难进行被动运动。

(3)肌张力降低:检查者被动活动患者关节时几乎感觉不到阻力;患者自己不能抬起肢体,检查者松手时,肢体即向重力方向下落;肌张力显著降低时,肌肉不能保持正常的外形和弹性,表现为松弛无力。

(4)张力障碍:肌张力紊乱,或高或低,无规律的交替出现。

2. 肌张力分级　肌张力临床分级是一种定量测定方法,检查组根据被动活动肢体时所感觉到的肢体反应和阻力,将其分为软瘫、低肌张力、正常、轻中度增高、重度增高5级。

3. 肌痉挛的分级　目前多采用改良版的Ashworth痉挛量表进行评定。评定时,患者宜采用仰卧位,检查者分别对其上、下肢关节被动运动,按所感觉的主力来分级评定。

三、关节活动范围测量

关节活动范围是指关节的运动弧度或关节的远端向近端运动,远端骨所达到的最终位置与开始位置之间的夹角,即远端骨髓移动的度数。关节活动范围评定就是测量远端骨所移动的度数。

可分为主动关节活动范围和被动关节活动范围。评定关节活动范围对于判断病因、评估关节活动障碍的程度、制订康复治疗计划、评定治疗效果有重要作用,是康复评定的重要内容之一。

1. 测量工具　包括量角器、电子角度计、皮尺、两脚规等,根据测量部位和测量需要的不同,选择不同的测量工具。两脚规可用于测量拇指外展的活动度,但更多的是使用量角器,测量关节远端骨所移动的度数。

(1) 通用量角器:由一个圆形的刻度盘和固定臂、移动臂构成。固定臂与刻度盘相连不能移动;移动臂的一端与刻度盘的中心相连,可以移动。通用量角器主要用于四肢关节活动范围的测量。

(2) 电子角度计:固定臂和移动臂为2个电子压力传感器,刻度盘为液晶显示器。电子量角器测量准确程度优于通用量角器,而且重复性好,使用方便。

(3) 指关节量角器:为小型半圆形量角器,半圆形的刻度盘和固定臂相连为一体,不能移动;移动臂与半圆形刻度盘相连,可以移动。指关节量角器适用于手指关节活动范围的测量。

(4) 脊柱活动量角器:用于测量脊柱屈、伸的活动度,也可用于脊柱侧弯的测量。

2. 测量方法　采用不同的测量工具和不同的测量部位及测量方法也不同。

(1) 通用量角器:量角器的轴心与关节中心一致,固定臂与关节近端的长轴一致,移动臂与关节远端的长轴一致。关节活动时,固定臂不动,移动臂随着关节远端肢体的移动而移动,移动臂移动终末所显示出的弧度即为该关节的活动范围。

(2) 电子角度计:将固定臂和移动臂的电子压力传感器与肢体的长轴重叠,用双面胶将其固定在肢体表面,其实液晶显示器显示出来的数字即为该关节的活动范围。

(3) 指关节活动范围测量:可应用指关节量角器、直尺或两脚规测量。

(4) 脊柱活动度测量：可通过脊柱活动量角器测量背部活动度或用皮尺测量指尖与地面距离。

3. 注意事项　测量时，应采取正确的测量体位，严格按操作规范进行测试，以保证测量结果准确、可靠。根据所测关节位置和大小的不同，选择合适的量角器。关节存在活动障碍时，主动关节活动范围和被动关节范围均应测量，并分别记录，以分析关节活动受限的原因。在测量受累关节的活动范围前，应先测量对侧相应关节的活动范围。

四、平衡与协调能力评定

(一) 平衡功能评定

平衡是指身体所处在的一种姿势状态，或是指在运动或受到外力作用时，自动调整并维持姿势稳定性的一种能力。在康复治疗过程中，对患者的平衡功能进行综合、合理评定，对确定患者严重程度、判断预后和制定康复方案都具有十分重要意义。平衡的控制是一种复杂的运动技巧，人体平衡的维持取决于以下几个方面：①适当的感觉输入：包括视觉、本体感觉及前庭感觉。②中枢整合作用：对所接收的信息进行加工，并形成运动方案；在交互神经支配或抑制的作用下，使人体能保持身体某些部位的稳定，同时有选择地运动身体的其他部位。③适当做运动输出：能产生适宜的运动，完成大脑所制订的运动方案。以上各方面综合作用，使身体的重心落在支撑面内，人体就保持平衡，否则人体就失去平衡，产生平衡功能障碍。

1. 分类　人体平衡可以分为静态和动态平衡两大类。

(1) 静态平衡：指的是人体或人体某一部位在无外力作用下处于某种特定的姿势。

(2) 动态平衡：包括两方面，①自动态平衡：指的是人体在进行各种自主运动和各种姿势转变的过程中能重新获得稳定状态的能力。②他动态平衡：指的是人体在外力作用下恢复稳定状态的能力。

2. 评定方法　平衡评定有很多种方法，主要分为观察法、功能性评定和平衡测试仪评定。

(1) 观察法：临床上普遍使用的观察法主要是 Romberg 检查法和强化 Romberg 检查法。评定在活动状态下能否保持平衡的方法，如站立时移动身体、在不同条件下行走，包括脚跟碰脚趾行走、足尖行走、侧方走、走圆圈及绕过障碍物行走等方法。传统的观察法过于粗略和主观，且缺乏量化，因而对平衡功能的反应性差，但由于其应用简便，可以对具有平衡功能障碍的患者进行粗略的筛选，因此，目前在临床上有一定的应用价值。

(2) 功能性评定：即量表评定法，量表评定法虽然属于主观评定，但不需要专门的设备，应用方便，且可以进行定量的评分，因而临床应用日益普遍。目前，临床上常用的平衡量表主要有 Berg 平衡量表(BBS)、Tinetti 量表、"站起-走"计时测试等，这 3 个量表评定平衡功能具有较高的信度和较好的效度。此外，Fugl-Meyer 量表和 Lindmark 运动功能评估表中也有评定平衡功能的部分，在临床上也有一定的应用。

Berg 平衡量表包括站起、坐下、独立站立、闭眼站立、上臂前伸、转身一周、双足交替踏台阶、单腿站立等 14 个项目，每个项目最低得分为 0 分，最高得分为 4 分，总分 56 分，测试一般可在 20 分钟内完成。得分分为 0~20 分、21~40 分、41~56 分 3 组，其代表的平衡能力则分别相应于坐轮椅、辅助步行和独立行走 3 种活动状态，总分＜40 分预示有跌倒的危险性。

(3) 平衡测试仪评定：是近年来国际上发展较快的定量评定平衡中的一种测试方法，包括静态平衡测试和动态平衡测试。采用高精度的压力传感器和电子计算机技术,整个系统由受力平台即压力传感器、显示器、电子计算机及专用软件构成。受力平台可以记录到身体的摇摆情况并将记录到的信息转换成数据输入计算机,计算机在应用软件的支持下,对接收到的数据进行分析,只是描述压力中心在平板上的投影与时间的关系曲线,其结果以数据及图形的形式显示,故也称为定量姿势图。

(二) 协调能力评定

协调是指人体产生平滑、准确、有控制的运动的能力。做完成运动的质量应包括按照一定的方向和节奏,采用适当的力量和速度,达到准确的目标等几方面。协调与平衡密切相关。协调功能障碍又称为共济失调。与平衡控制相似,保持人体协调也需要3个环节的参与:感觉输入、中枢整合和运动控制。但与平衡有所不同,协调的感觉输入主要包括视觉和本体感觉,而前庭觉所起的作用不大;中枢整合作用依靠大脑反射调节和小脑共济协调系统,其中小脑的协调系统起更为重要的作用,小脑的损伤除了出现平衡功能障碍外,还可出现共济失调;运动控制主要依靠肌群的力量。

1. 评定方法 主要是观察受试者在完成指定的动作中是否直接、精确、时间是否正常,在动作的完成过程中有无辨距不良、震颤和僵硬,增加速度和闭眼时有无异常。评定时还需要注意共济失调是一侧性或是双侧性,什么部位最明显,睁眼、闭眼有无差别。

(1) 上肢协调功能评定:有3种常用方法。①指鼻试验:受试者用自己的示指,先接触自己的鼻尖,再去接触检查者的示指。检查者通过改变自己示指的位置,来评定受试者在不同平面内完成该试验的能力。②指对指试验:检查者与受试者相对而坐,将示指放在受试者面前,让其用示指去接触检查者的示指。检查者通过改变示指的位置,来评定受试者对方向、距离改变的应变能力。③轮替试验:受试者双手张开,一手向上,一手向下,交替转动;也可以一侧手在对侧手背上交替转动。

（2）下肢协调功能评定：常用的是跟-膝-胫试验，受试者仰卧，抬起一侧下肢，先将足跟放在对侧下肢的膝盖上，再沿着胫骨前缘向下推移。

五、步态分析

步态是指人行走时的姿势，它是人体结构与运动调节系统，行为及心理活动在行走时的外在表现，是诸多独立性功能的基本要素之一。步态分析是利用力学的概念和已掌握人体解剖、生理学知识对人体行走功能状态进行对比分析的一种生物力学研究方法。

1. 步行能力评定　是一种相对精细的评定，常用 Hoffer 步行能力分级、Holden 步行功能分类。

2. 实验室动态分析　包括运动学分析和动力学分析。

（1）运动学分析，主要观察步态的距离和时间参数特征，如步长、跨步长、步频、站立相和摆动相在步行周期中分别所占时间及其比例以及步行速度等。

（2）动力学分析：主要观察某种步态特征进行成因学分析，如人体的重力、地面反应力、关节力矩、肌肉的拉力等力的分析及人体代谢性能量与机械能量转换与守恒等分析。动力学分析需要科技含量高的设备，价格昂贵，分析过程较复杂，多用于步态研究工作。

六、Brunnstrom 评定法

Brunnstrom 评定法反映脑卒中患者运动功能恢复的基本规律，简单有效但不够精确。

七、上田敏评定法

上田敏评定法特点是患侧下肢的功能障碍与移动能力之间有高度相关的意义。

八、Fugl-Meyer 评定法

Fugl-Meyer 评定法为患者肢体功能的定量评价工具。

九、美国国立卫生研究院卒中量表

美国国立卫生研究院卒中量表(NIH stroke scale，NIHSS)评分用于评估卒中患者神经功能缺损程度。基线评估可以评估卒中严重程度，治疗后可以定期评估治疗效果。基线评估＞16 分的患者很有可能死亡，而＜6 分的很有可能恢复良好；每增加 1 分，预后良好的可能性降低 17%。评分范围为 0~42 分，分数越高，神经受损越严重。分级如下：0~1 分，正常或近乎正常；1~4 分，轻度卒中/小卒中；5~15 分，中度卒中；15~20 分，中、重度卒中，21~42 分，重度卒中。

(撰写:朱利月　审校:洪　怡)

第四节　心肺功能评估

心血管情况及心肺功能评定包括心电图、心脏超声、动态心电图、动态血压检查；心绞痛状态；心肺运动负荷试验、6 分钟步行试验(6MWT)。

心肺运动负荷试验可采用运动平板或功率车，其中功率车更为常用,可进行坐位或卧位运动,特别适用偏瘫患者。运动试验的类型包括极量运动试验、次极量运动试验和症状限制性运动试验,脑卒中合并稳定性冠心病患者建议选用次极量运动试验和症状限制性运动试验。6分钟步行试验鉴于脑卒中后导致行走障碍,该试验过程可能导致差异,故测试结果需具体分析,并注明患者的肢体功能情况。

一、心肺运动试验

心肺运动试验(cardiopulmonary exercise testing,CPET)是结合标准的运动试验和气体代谢技术用于精确判定心肺储备功能的评估方法。CPET通过运动生理反应判断运动受限的病理生理机制并有助区分病因、提供预后预测价值,更重要的是在心肺康复评估和治疗中的逐渐广泛应用,成为临床心肺康复的重要评估手段(图3-4-1)。

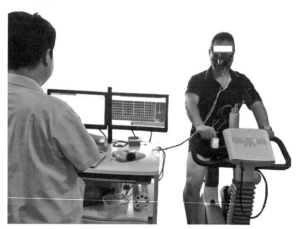

图3-4-1 心肺运动试验

CPET是在一定功率负荷下测定如摄氧量(VO_2)、二氧化碳排出量(VCO_2)等代谢指标、通气指标及心电图变化,综合反映机体心肺运动功能。

CPET 被认为是评估心肺运动耐力的最佳方式,是心血管康复风险评估的重要手段,是心肺储备功能检测的"金标准"。CPET 可以给患者提供合适运动水平的信息,以避免不适当刺激,尤其是峰值摄氧量(peak oxygen uptake,peak VO_2)及无氧阈(anaerobic threshold,AT)等指标。因此,测试结果可以指导制订个体化运动处方,特别是运动强度的精准确定,有其独特优势。同时,CPET 对于评价特殊人群运动耐力也越来越受到关注,如运动员、飞行员、体检人群等。

(一)心肺运动试验形式和方案选择

CPET 运动形式分类:CPET 根据其特点分成多种,如使用的设备(运动平板、踏车)、功率大小(极量、亚极量和低水平等)、运动终点(症状限制性、靶心率等)、运动的部位(上肢、下肢功率计)等。

(二)心肺运动试验操作流程

1. 测试前告知内容

(1)测试前至少休息 5 min。

(2)受试者在运动试验前 1~2 h 不能进食,但也不宜空腹测试。

(3)向受试者行设备使用示范讲解。

(4)衣服和鞋袜要舒适合理。

(5)定义最大努力和期望的结果,告知运动过程中出现问题的示意方法。

(6)签署知情同意书。

2. 运动中观察指标　有无运动诱发的胸闷、头晕症状,观察运动状态,监测心电图、血压表现,以及气体代谢指标变化,及时发现潜在的危险。

3. 运动终点　目前,CPET 多为症状限制性运动试验,尽管在

CPET中鼓励受试者做最大的努力,但是若医务人员发现患者有异常情况或达终止试验指标时应立即停止运动,以防止意外事件发生。绝对终止指征如下。

(1) 在无Q波导联(AVR和V_1导联除外),心电图检查示ST段抬高>1.0 mm,持续2 min以上。

(2) 随功率递增,收缩压血压下降>10 mmHg,伴有其他任何缺血证据。

(3) 中等到严重心绞痛发作。

(4) 中枢神经系统症状(如共济失调、眩晕或晕厥)。

(5) 低灌注症状(发绀或苍白)。

(6) 持续室性心动过速或其他可能导致运动心输出量异常的心律失常。

(7) 存在心电图或血压监测困难。

(8) 患者要求停止。

(三) 心肺运动试验绝对和相对禁忌证

1. 绝对禁忌证(absolute contraindications)

(1) 急性心肌梗死(2 d内)。

(2) 高危的不稳定性心绞痛。

(3) 有症状的未控制的心律失常,或引发血流动力学不稳定。

(4) 活动性心内膜炎。

(5) 有症状的严重主动脉狭窄。

(6) 失代偿的心力衰竭。

(7) 急性肺栓塞或肺梗死。

(8) 急性心肌炎或心包炎。

(9) 急性主动脉夹层。

(10) 急性非心源性疾病,可能会影响运动效果或可使其加重(如感染、甲状腺功能亢进)。

(11) 残疾人有安全隐患、妨碍准确测试或患者不同意。

2. 相对禁忌证(relative contraindications)

(1) 已知左冠状动脉主干狭窄或类似左主干狭窄。

(2) 中-重度主动脉狭窄,与症状有不确定关系。

(3) 严重的高血压。

(4) 心动过速或心动过缓。

(5) 肥厚型心肌病和其他形式的流出道梗阻。

(6) 高度房室传导阻滞。

(7) 静息血压增高>200/110 mmHg。

(8) 尚未纠正的临床问题,如严重贫血、电解质异常。

(9) 难以合作者。

(四) Borg scale 自感劳累分级评估

参照 Borg scale 自感劳累分级表(rating perceived exertion, RPE)(表 3-4-1),运动中反复进行 RPE 评估。

表 3-4-1 Borg scale 自感劳累分级表

10 级表		20 级表	
级别	疲劳感觉	级别	疲劳感觉
0	没有	6	
0.5	非常轻	7	非常轻
1	很轻	8	
2	轻	9	很轻
3	中度	10	
4	稍微累	11	轻
5	累	12	
6		13	稍微累
7	很累	14	

续 表

10 级表		20 级表	
级别	疲劳感觉	级别	疲劳感觉
8		15	累
9	非常累	16	
10	最累	17	很累
		18	
		19	非常累
		20	

二、6 分钟步行试验

6MWT 是简单、安全的临床评价心肺运动功能的方法,特别适合老年人、步行功能受限的患者。以下情况为排除标准:①血压控制不满意,收缩压＞180 mmHg(24.0 KPa)舒张压＞100 mmHg。②静息心率＞120 次/分。③未吸氧状态下,静息经皮血氧饱和度＜88%。④疲劳和运动后呼吸困难以外的因素造成的活动受限如关节炎、跛行等。⑤严重神经系统疾病、整形、周围血管病或严重肺病可能影响亚极量和极量运动者。⑥由于精神疾病不能保证试验的可靠性者。

1. 试验场所　6MWT 在至少 30 m 长的室内走廊如果天气好,可在室外进行。在转折点及每隔 3 m 处做出显著标记,一般取 30 m 为折返距离。折返次数过多将会影响患者 6 min 步行距离,影响检测效果。

2. 所需设备　检测设备要齐全,包括计数器定时器、折返点标记物、轮椅、记录表、氧气、血压计,多功能监护仪、电话,以及自助除颤仪。

3. 安全保障　6MWT 必须在能对突发事件进行快速、适当反应的场所进行。测试时不要求医师在场,但测试人员必须具备心、肺、脑复苏(CPR)等生命急救的基本技能。同时还应准备氧气、硝酸甘油、阿司匹林以及硫酸沙丁胺醇气雾剂万托林等药物。如果试验行走中患者出现胸痛、不能耐受的呼吸困难、下肢抽搐、步态不稳或摇晃、出汗和面色苍白,需马上停止 6MWT 检测。

4. 患者准备 测试前嘱咐患者不要中断既往药物治疗,测试前可以吃些清淡饮食,测试前 2 h 内不可进行剧烈活动。测试时宜穿着舒适的衣服和鞋袜,并携带日常行走时所用的辅助工具如拐杖等。

5. 测试步骤

(1) 测试前测量患者脉率、血压,血氧饱和度 SpO_2,并详细评估患者有无 6MWT 测试禁忌证。

(2) 请患者站立并做 Borg 呼吸困难和疲劳评分。

(3) 检查并调试计数器和定时器。

(4) 向患者反复解释测试的方法并示范,取得患者的配合。让患者清楚试验的要求:即在 6 min 内以尽可能快的速度行走,回转时不要迟疑。当觉得气短或疲劳时可减慢速度或停下来休息,休息时可以靠墙站立,一旦患者感觉病情允许继续行走。工作人员记录患者在 6 min 内走完的全部距离。

(5) 患者开始行走并计时。

(6) 密切观察患者的一般情况包括呼吸状态、面部表情、步态稳定性和身体平衡性。当患者出现胸痛、严重的呼吸困难、大汗面色苍白等情况时,6MWT 应终止进行并记录终止原因。测试时,测试人员避免与别人交谈,以免遗漏计数;当患者每次折回到起点时,摁下计数器让其看到。

在测试过程中,每分钟都要用平缓温和的语言告诉患者时间并及时鼓励患者:第 1 分钟结束时说:"您做得很好,您还有 5 min";第 2 分钟结束时说:"请您坚持,您还有 4 min";第 3 分钟结束时说:您做得很好,您还有一半的时间";第 4 分钟结束时说:"请您坚持,您还有 2 min";第 5 分钟结束时说:"您做得很好,您还有 1 min";最后说:"祝贺您顺利完成测试"。如果患者中途需要停下来休息,告诉患者说:"您可以靠墙休息,只要您感觉可以就请您继续走",注意不要停计时器。

(7) 时间到则嘱咐患者原地站立不动。工作人员必须及时上前观察患者的一般情况,对患者安全性做出评估。询问并评定运动后患者的 Borg 呼吸困难与疲劳评分(表 3-4-2)。监测经皮血氧饱和度和脉率,如果患者中途停止测试还要询问他:"是什么让您不能走得更远些?"

表 3-4-2　Borg 呼吸困难与疲劳评分

评分	呼吸困难与疲劳
0	一点也不
0.5	非常轻微,几乎未被察觉
1	非常轻微
2	轻度
3	中度
4	有一些严重
5	严重
6~8	非常严重
9	非常非常严重
10	极度的呼吸困难或疲劳,达到极限

(8) 记录计数器所显示的折返次数。

(9) 记录余下的步行距离(最后一次不全折返的步行距离,利用每隔 3 m 所做的标记进行估计),然后计算总的步行距离=折返次数×60+余下的步行距离。

6. 注意事项　①若重复测试应该隔日相同时间进行,以减少误差。②患者需独立步行,只能走直线。③实验不能用踏步和跑步机代替,只能走平地。④同一个工作人员需用统一的标准语气和话语鼓励患者。⑤记录患者测试前所用的药物的剂量及用法。

7. 终止标准　①明显的心绞痛。②严重呼吸困难。③晕厥。④严重乏力。⑤严重的骨骼肌疼痛。⑥严重室性心律失常。⑦收缩压下降≥20 mmHg,伴心率加快。⑧收缩压≥240 mmHg 或舒张压≥130 mmHg。⑨共济失调步态。

三、2 min 踏步试验

2 min 踏步试验(2-mimute step test,2mST)是计数受试者 2 min 内单侧膝盖能达到指定高度(通常为髌骨与髂前上棘连线中点高度)的次数。进行 2 mST 仅需要一面墙(用于贴高度标志物,亦可供体弱者扶墙进行测试),当场地、天气等因素影响 6MWT 进行,或患者体质虚弱无法耐受 6MWT 时,2mST 可以作为替代方案。传统的踏步试验要求受试者踏步频率逐渐加快,主要用于检查受试者动作的协调性;2mST 则不同,受试者可以根据自身情况调整步速甚至中途停止,休息后继续试验,但试验中不停止计时。

1. 试验步骤　①测量出每次踏步时膝盖达到的最小高度(髂前上棘与髌骨连线中点)并用胶带标记,将胶带转移到相同高度的椅子或墙上。②开始测试,受试者听到"开始"后,开始原地踏步,并保证每次踏步时膝盖能达到或超过墙上的胶带。得分:右腿(或左腿)抬起过胶带的次数。

2. 注意事项　受试者如果不能维持平衡,可选择在墙边或其他有支持物的地方测试,并安排人员保护。若受试者膝盖不能达到测试的最小高度,测试则采用膝盖能达到的最大高度。

四、30 s 坐下站起试验(30-second chair stand test)

1. 目的　测试下肢肌力和运动耐力。

2. 器材　秒表,43 cm 高椅子 1 张,防滑垫。

3. 流程　准备好 1 张 43 cm 高的椅子背靠墙放置,给测试者讲解测试项目、测试目的及动作要领,示范标准动作,测试者自我体验动作 1~2 次,准备就绪,开始测试。得分方法:分数是 30 s 内完成的总站起数,从椅子上站起计数为 1 次,在 30 s 内完成规范的动作,作为 1 次完整的站起,只进行 1 次测试。

4. 注意事项　椅子必须是固定的(靠墙放或用手固定),椅子上和地上需要放防滑垫,以防视力障碍或身体脆弱的老人滑落;注意平衡问题,快速运动会增加感觉障碍人群的不稳定性,所以测试过程中测试者身边应该有人进行保护;对于患有慢性疼痛和有膝盖或髋关节置换的高个子患者应该调整测试或不进行测试(43 cm 高的椅子可能会使他们的髋、膝关节>90°,造成额外的压力或疼痛)。

五、30 s 手臂弯曲测试(30-second arm curl test)

1. 目的　评估上肢肌力和运动耐力。

2. 器材　没有扶手的靠背椅、秒表、5LB 哑铃(女性)和 8LB 哑铃(男性)。

3. 流程　测试者坐在椅子上(靠近优势侧坐),双脚着地;受试者手拿哑铃指向地面,开始时手的方向如握手的方向(中立位),慢慢弯曲手臂,使手掌旋转至面向自己(旋后位);然后在伸直手臂迎接回到姿势。过程中肩关节始终贴紧身体(不能屈曲);在受试者联系过一两次正确的手臂弯曲后,指导其开始测试;受试者在听到口令"开始"后,在 30 s 内尽可能完成多次数的全关节活动范围内的正确模式的手臂弯曲。记录受试者 30 s 内手臂弯曲的次数。得分方法:为受试者 30 s 内手臂弯曲次数。

4. 注意事项　确定测试过程中受试者手腕没有屈曲和旋转;

若受试者有肘、腕及手部疼痛,使其多做几遍以适应运动模式,严重者不参加此项测试;若哑铃重量对于受试者来说太重而不能完成手臂弯曲的动作,更换为一个重量合适的哑铃;若患者不能理解正确的运动模式,让患者手保持在一个姿势下弯曲手臂;若受试者认为站着更好完成测试,可允许在站立姿势下完成实验;若观察到患者不能完成完整30 s 测试,应及时终止测试;为了便于受试者理解,可重复为受试者示范几遍正确模式;若存在 3~6 项中的情况,应在报告单中予以记录。

六、2 min 原地踏步测试(2-minute step test)

1. 目的 有氧耐力测试。
2. 器材 计时器、胶带、软尺。
3. 流程 测量出每次踏步时膝盖达到的最小高度(髂前上棘与髌骨连线中点)并用胶带标记;将胶带转移到相同高度的椅子或墙上;开始测试,受试者听到"开始"后,开始原地踏步,并保证每次踏步时膝盖能达到或超过墙上的胶带。得分方法:右腿(或左腿)抬起过胶带的次数。
4. 注意事项 受试者如果不能维持平衡,可选择在墙边或其他有支持物的地方测试,并安排人员保护。若受试者膝盖不能达到测试的最小高度,测试则采用膝盖能达到的最大高度;要有专人保护,防止意外。

七、站起和行走测试(8-foot up-and-go test)

1. 目的 评估敏捷性和动态平衡。
2. 器材 秒表、折叠椅(43 cm)、卷尺、圆锥体标记物。
3. 流程 把椅子靠在墙上,面对一个圆锥形的标志,指导参与者坐在椅子中间,上身挺直,双脚平放在地板上,双手放在大腿上,一只脚应该稍微在另一只脚前面,身体稍微前倾,听到信号"走"的时候参与者从椅子上起来,尽可能快地绕过圆椎体走1圈,然后坐上椅子。一开始无论参与者是否已经开始移动,计时器上的时间都是"走"的。当参与者回坐在椅子上时停止计时。测试2次取最好成绩和时间。

4. **注意事项** 当进行测试时,站在椅子和圆锥体之间协助参与者以防他们失去平衡,对于身体虚弱的人或有摔倒危险的不要进行测试。如果需要的话,参与者可以使用手杖做测试;对视力受损的人使用一个色彩鲜艳或更大的圆锥体来防止绊倒或提供口头指导;对于认知障碍者用标记线或箭头标记行走路径。

(撰写:朱利月 校审:洪 怡)

第五节 生存质量评定

一、日常生活活动能力

日常生活活动能力(activities of daily living,ADL)是指人们在家庭和社区中的最基本的能力,是反映生存质量的最基本的指标之一,也是脑卒中及冠心病术后最基本的评定内容。它是人们在每天独立生活中须反复进行、最基本、且具有共性的活动,是反映生活质量的最基本指标之一,也是脑卒中后康复干预的主要目标。这些活动对健康人来说简单易行;但对于功能障碍者来说,则可能变得相当困难和复杂,以致无力完成,从而导致自尊心和自信心的丧失,影响患者与他人的联系,进而影响整个家庭和社会。要了解脑卒中合并冠心病的患者在ADL方面存在的问题及原因,首先须进行 ADL 的评定,而选择一个适当的 ADL 评定方法,可以客观、准确、全面地对患者进行评定,从而正确指导康复治疗及评价康复疗效,促进患者早日康复,重返社会。

(一) ADL 的定义及分类

ADL 的概念最早由迪尔里(Dearier)在 1945 年提出,是指人们在每日生活中,为了照料自己的衣、食、住、行,保持个人卫生整洁和进行独立的社区活动所必须具备的一系列基本活动。根据性质不同,可将 ADL 分成基本或躯体日常生活活动(basic or physical ADL,BADL or PADL)和复杂或工具性日常生活活动(instrumental ADL,IADL)。前者主要指每日生活中与穿衣、进食、保持个人卫生等自理活动和坐、站、行走等身体活动有关的基本活动;后者主要是指人们在社区中独立生活所需的关键性的较高级的技能,如家务、采购、骑车或驾车、处理个人事务等。

(二) 评定内容

BADL 反应较粗大的运动功能,IADL 反应较精细的功能,临床上常将两者结合进行评定,具体内容包括以下几个方面。

(1) 个人卫生自理能力包括:①更衣,如自己穿脱不同式样的上衣、裤子、袜子和鞋。②个人卫生,如洗脸、刷牙、修饰、洗澡、大小便及便后卫生。③进食,如准备食物和使用餐具等。

(2) 体位转移能力包括:①床上及活动能力。②坐起及坐位平衡能力。③站立及站位平衡能力。

(3) 行走及乘坐交通工具能力包括:①室内行走。②室外行走。③上下楼梯。④上下汽车。⑤使用轮椅。

(4) 交流能力包括:①阅读书报。②书写。③使用辅助交流用具,如交流板、图片、打字机、电脑等。④与他人交流。⑤理解能力。

(5) 社会认知能力包括：①社会交往。②解决问题。③记忆能力。

(三) 评定方法

改良 Barther 指数：1989 年，加拿大学者沙阿(Shah)和万赛(Vanchay)等针对 Bather 指数量表(BI)评定等级少、分类粗糙、敏感度低的缺陷，在评定内容不变的基础上对 BI 的等级进行加权，将 10 个评定项目都细分为 1～5 级，即完全依赖、最大帮助、中等帮助、最小帮助和完全独立，且每项每级的分数有所不同：其中修饰、洗澡项目分数为 0、1、2、3、4、5 分；进食、穿衣、控制大便、控制小便、用厕、上下楼梯 6 个项目的分数为 0、2、5、8、10 分；床/椅转移、平地行走 2 个项目的分数为 0、3、8、12、15 分。

10 个项目总分为 100 分，独立能力与得分呈正相关。并根据需要帮助的程度制订了详细的评分细则。

(四) 基本的评级标准

每个活动的评级可分 5 级，不同的级别代表了不同程度的独立能力，最低的是 1 级，而最高是 5 级。级数越高，代表独立能力越高。

(1) 1 级：完全依赖。完全依赖别人去完成整项活动。

(2) 2 级：最大帮助。某种程度上能参与，但在整个活动过程中需要别人提供协助才能完成。"整个活动过程"是指有超过一半的活动过程。

(3) 3 级：能参与大部分的活动，但在某些过程中仍需要别人提供协助才能完成整项活动。"某些过程"是指一半或以下的工作。

(4) 4 级：除了在准备或收拾时需要协助，患者可以独立完成整项活动；或进行活动时需要别人从旁监督或提示，以保证安全。"准备或收拾"是指一些可在测试前后去处理的非紧急活动过程。

(5) 5 级：可以独立完成整项活动而无须别人在旁监督、提示或协助。

二、SF-36 量表

SF-36 量表被广泛应用于普通人群的生存质量测定、临床试验效果评价以及卫生政策评估等领域。SF-36 量表作为简明健康调查问卷,它从生理功能、生理职能、躯体疼痛、一般健康状况、精力、社会功能、情感职能和精神健康 8 个方面全面概括了被调查者的生存质量。SF-36 量表对于评价冠心病患者的健康状态、社会支持水平、改善危险因子等状况均很有用,是一个简明、实用的量表。

(撰写:朱利月　审校:黄璞峰)

第六节　运动中的心电监测

脑卒中合并冠心病患者由于存在肢体运动功能障碍、运动耐量(包括心肺耐力和肌耐力)下降和冠状动脉病变,在进行肢体运动康复(包括肌力与耐力训练)时,随着运动负荷增加,容易出现心肌缺血、心绞痛、各类心律失常、血压异常,甚至诱发心功能不全,出现与运动相关的心血管事件发生。因此,在进行以有氧运动为核心的心脏康复时,除了观察患者神志意识、生命体征变化、监测心脏功能指标以外,还要视其危险分层进行必要的心电监测,及时发现重要的异常心电图改变,是预防急性心血管事件发生的重要手段。

一、心电监测方法

(一)床旁心电监测

床旁运动康复心电监测主要用于脑卒中合并冠心病患者初始

康复运动训练。患者在床上或床旁进行被动运动康复,同时进行实时心电和血压监测。监测导联可选用单导联或多导联。监测时间可分为短程(<24 h)或长程(>24 h)。患者的心电监测信息可通过床旁监护仪或有线局域网、无线网络传至护士台、值班医师办公室或院内外心电监测中心行实时心电监测。床边心电监测应事先设定异常报警阈值,当心电监护仪监测到心电节律或频率超出预设范围就会自动报警并同步记录心电图。

(二) 心肺运动负荷试验心电监测

心肺运动负荷试验通过监测机体在运动状态下气体代谢指标及心电变化情况,来评价患者心肺功能储备和功能受损程度。是康复运动训练前的重要评价指标,用于冠心病的诊断、预后判断、日常生活指导和运动处方制订及定疗效评定。心肺运动负荷试验的运动方式常选用踏车运动,其更适合于脑卒中合并冠心病患者。负责心肺运动负荷试验的医师要严格掌握适应证、禁忌证和提前停止运动的指征,以保证测试的安全性和准确性。

心肺运动负荷试验全程采用连续的 12 导联实时心电与氧代谢监测,直至运动恢复期全部结束。在运动前、中、后过程中,要密切观察受检者症状、体征、心率、血压和氧代谢、心电图变化,重点要观察心电图中心律失常、ST-T 变化与氧代谢中的无氧阈、峰值摄氧量等情况。

(三) 远程心电监测

远程心电监测是利用现代计算机及通信网络技术远距离采集、传输监测心电图,对以心律失常为主的心血管病进行远程心电监测。远程心电监测采用"患者-远程心电监测-心电诊断中心-医师"模式。由便携监护终端对患者进行实时监护并捕捉有价值的心电生理数据,终端通过移动通信网向服务器提交监护数据,服务器再将异常数据通过移动网络传输到医师端通信设备,医师通过语音或短信及时给予患者自救指导的完整闭环。

随着远程心电监测各种设备技术不断推陈出新,远程心电监测设备已具有以下功能。

(1) 心电监测不受时间、地点限制。

(2) 开展24 h、48 h和72 h远程实时连续心电监测,收集受检者更多的心电信息。

(3) 自动预警并获取患者心电信息。

(4) 及时发出诊断意见。

(5) 及时反馈治疗与运动建议等。

二、心电监测表现

(一) 心律失常

1. **运动心率恢复**　运动中最大心率与试验停止后恢复期心率的差值称为运动心率恢复,显示运动停止后心率下降速率,是评定自主神经功能指标之一。运动训练后,心率恢复<12次/分者(运动时最快心率与运动后最慢心率之间差值)反映患者交感神经张力持续增高。亚极量运动负荷试验时正常的心率恢复应>50次/分,若≤45次/分则属于异常。运动心率恢复异常者发生心血管事件不良风险升高。

2. **房性心律失常**　约4%的健康人和40%的心血管病患者通过运动可诱发房性心律失常,以房性期前收缩与房性心动过速居多(图3-6-1)。运动引起的心房颤动和心房扑动多见于冠心病、高血压病、甲状腺功能亢进患者。

3. **房室连接处心律失常**　运动引起的房室连接处心律失常机制多由折返机制引起,除了房室连接处期前收缩外,以阵发性房室结慢-快折返型心动过速最为常见。心动过速常由一个房性期前收

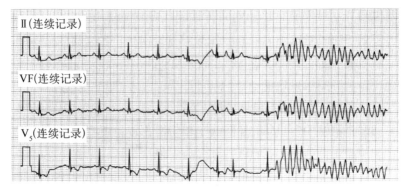

图 3-6-1 运动中出现房性期前收缩、室性期前收缩并诱发室性心动过速、心室扑动、颤动

男性,50岁,冠心病,高血压。运动中连续记录心电图,图中第 8 个心动是房性期前收缩,第 10 个心动是室性期前收缩,落在前一个心动的 T 波之上形成 R-on-T 现象,随即诱发室性心动过速、心室扑动和心室颤动。

缩诱发,该期前收缩的 P′-R 间期明显延长;心动过速突发突止,心率 160~220 次/min;心房与心室几乎同时激动,逆行 P 波多埋于 QRS 之中或终末部,R-P⁻ 间期≤70 ms。Ⅱ、Ⅲ、aVF 导联 P⁻ 倒置,R-P⁻<P⁻-R,R-R 间期绝对规则,QRS 呈室上性型(图 3-6-2)。

4. **房室折返性心动过速** 在心室预激患者中,50%~70%发生房室折返性心动过速。其原因是旁道的存在构成折返的解剖双径路,一条是正常房室传导系统,另一条是房室旁道,或者两条都是旁道。当运动后一个期前收缩沿着正常房室传导径路与房室旁道之间折返,引发房室折返性心动过速。根据心动过速时折返冲动从正常房室传导径路顺传或是逆传分为前向型和逆向型房室折返性心动过速。前者心动过速时 QRS 波形态正常,恢复窦性心律时可见心室预激 δ 波(图 3-6-3)。后者心动过速时 QRS 波形态显著宽大畸形,呈完全性预激图形,酷似室性心动过速,恢复窦性心律时可见心室预激 δ 波(图 3-6-4)。

5. **室性心律失常** 在运动引起的心律失常中,以室性心律失

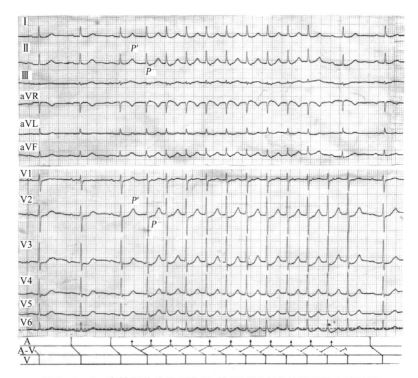

图 3-6-2　房性期前收缩诱发慢-快折返型房室结折返性心动过速

　　男性,60岁,冠心病。第1~3个心动为窦性搏动,第4个QRS波提早出现为房性期前收缩。P'-R明显延长,QRS波终末部见逆行P波(P$^-$),R-P$^-$间期0.06 s,R-P$^-$＜P$^-$-R,并诱发短阵窄QRS波室上性心动过速。胸导联梯形图表明,当房期前收缩在房室连接区缓慢下传至心室的过程中,经快通道逆行传至心房产生P$^-$波,然后再经慢通道下传至心室,产生室上型QRS波,由此形成慢-快折返型房室结折返性心动过速。

常最为常见。在健康人和普通疾病患者中,运动引起的室性期前收缩发生率约为50%,其临床意义取决于基础疾病及室性期前收缩类型。室性期前收缩本身不能作为心肌缺血的诊断指标,室性心动过速也不能作为冠心病的诊断指标。运动诱发室性期前收缩的级别越高(Lown分级)、期前收缩出现越早提示病情严重或预后较差。当运动中出现具有病理性意义的室性期前收缩,如R-on-

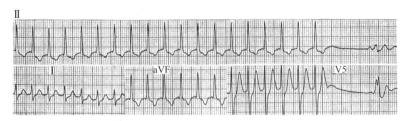

图 3-6-3 前向型房室折返性心动过速

女性,50岁,高血压。运动时记录,上下两图同步。心动过速发作表现为窄 QRS 波室上性心动过速。心动过速结束后,窦性搏动显示典型心室预激图形。表明心动过速发作时冲动先从正常房室通道下传心室,再从房室旁道逆传至心房,形成前向型房室折返性心动过速。

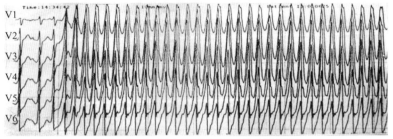

图 3-6-4 逆向型房室折返性心动过速

男性,47岁,运动时记录。第1、2个 QRS 波为窦性搏动,心室率 150 次/分,QRS 波起始部见心室预激 δ 波。第3个 QRS 波为房性期前收缩诱发连续快速宽大畸形 QRS 波,心室率 250 次/分,R-R 间期相等,QRS 波起始部见心室预激 δ 波。表明心动过速发作时冲动先从房室旁道下传心室,再从正常房室通道逆传至心房,形成逆向型房室折返性心动过速。

T 室性期前收缩、多形性、多源性室性期前收缩、分支型室性期前收缩等,容易诱发室性心动过速、心室扑动和心室颤动导致心源性猝死(图 3-6-1)。

冠心病患者存在不同程度的心肌缺血,心电不稳定,在运动康复中容易发生各种严重室性心律失常,如器质性室性期前收缩、室性心动过速、心室扑动或颤动等(图 3-6-5)。

脑卒中合并冠心病患者在进行运动康复时,心电监测能及时发现各种心律失常并重点关注可能出现恶性室性心律失常,指导

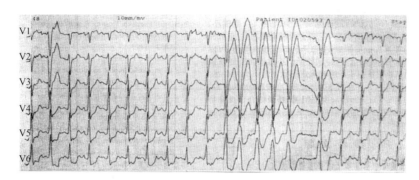

图 3-6-5 运动过程中出现 ST 段呈缺血型压低,室性期前收缩、室性心动过速
男性,59 岁,冠心病。运动负荷试验至极量时出现室性期前收缩,R_2 介于室性期前收缩与窦性 QRS 波形态之间为室性融合波,$R_{11} \sim R_{16}$ 为短阵室性心动过速。$V_4 \sim V_6$ 导联 ST 段水平型压低 2~3 mm,持续 2 min 以上。

心脏康复顺利进行,为后续治疗提供宝贵资料。在进行运动康复时一旦出现上述严重室性心律失常,应立即停止运动并及时给予包括电复律在内的治疗和观察。

(撰写:卞士平　审校:杨　坚)

第四章 脑卒中合并冠心病的康复

第一节 改善受损肢体功能

一、仪器设备

（一）理疗仪器

声、光、电、磁、热、冷、压力仪器，如超声、激光、低中高频电、磁热、冷疗和气压治疗仪器。应用较广的有生物反馈治疗、功能性电刺激和经颅磁刺激。

（二）运动康复设备

肌力训练设备、活动度训练设备、平衡训练设备、有氧训练设备、步行训练设备和机器人等。

（三）辅助设备

各种肢体矫形器、拐杖、助行器、轮椅和其他日常生活辅助用具。

二、原理

（一）脑功能重塑理论

大量的研究证实，严重的神经功能缺损患者，经过系统的临床和综合康复治疗,脑功能可以重新塑造,这是脑损害后神经功能恢复的康复治疗原理。脑损伤后恢复的可能机制包括:①神经细胞轴突的再生发芽。②功能重组。③突触改变。④功能替代。⑤大脑皮质兴奋性改变。⑥特殊技巧学习。

(二)神经肌肉促进理论

神经肌肉促进技术是通过中枢性反射、周围皮肤感觉和本体感觉易化等不同途径,遵循人体神经发育的自然规律,调整和改善脑部病变部位及其周围神经组织的兴奋性,调动神经中枢的兴奋性,促进新的神经网络建立,调动处于储备、休眠状态的神经组织发挥代偿作用,以实现神经功能重新塑造。神经肌肉促进技术调动中枢的潜在功能,抑制和控制低级中枢的原始反射活动,加强高级中枢对低级中枢的调控作用,降低异常肌张力引起的肌痉挛,打破异常的痉挛模式,改善肌群间的相互平衡协调功能,逐渐恢复分离、精细的和可以控制的功能活动。

三、适应证

(1)神志清楚,没有严重精神、行为异常。

(2)生命体征(体温、脉搏、呼吸、血压)平稳,没有严重并发症。

(3)神经系统病情稳定,合并稳定冠心病。

四、禁忌证

(1)病情过于严重或进行性加重:如深昏迷、颅内压过高,严重精神障碍、血压过高。

(2)伴有严重的并发症:如严重感染(吸入性肺炎)、糖尿病酮症酸中毒、急性心肌梗死等,充血性心力衰竭,恶性肿瘤,恶性进行性高血压。

（3）严重系统性并发症：失代偿性心功能不全，不稳定心绞痛，房颤，急性肾功能不全，严重精神病和活动性风湿病。

五、常用方法

（一）物理治疗

1. 神经肌肉促进技术　Bobath技术、Rood技术、Brunnstrom技术及神经肌肉本体感觉促进技术，以及运动再学习技术。

2. 牵张训练　通过对关节、肌肉的缓慢或快速牵拉，改变或调节肌张力，改善关节活动范围，预防关节、肌腱组织的挛缩和畸形。

3. 肌力训练　训练中应遵循：①重点加强软弱无力肌群的力量训练。②痉挛期患者应避开加重痉挛的肌力训练。③以多轴位、多关节、多组肌群参与的综合肌力练习，取代单轴位、单关节、单组肌群参与的肌力练习。

4. 平衡训练　平衡功能的训练在脑卒中患者的康复治疗中十分重要，恢复平衡功能的康复训练应分4个阶段：①坐位平衡练习。②站立平衡练习。③坐位起立平衡练习。④步行平衡练习。

5. 步行训练　针对引起步态异常的原因采取相应的措施。对于偏瘫患者，在功能恢复期中要求具备以下条件才可练习步行：①站立平衡已达到3级或接近3级。②受累侧下肢能支撑身体3/4的重量。③受累侧下肢具有主动屈伸膝能力。

（二）作业治疗

1. 日常生活能力训练　鼓励患者早期利用健侧肢体进行日常活动，促进患侧肢体功能的恢复。对于那些残留有不同程度功能障碍的患者，应指导其如何利用非受累侧肢体完成日常的活动。

2. 强迫性治疗　利用某种装置限制患者非受累侧肢体的使

用,同时强制患者每天至少 6 h 进行患侧肢体的日常活动训练,从而提高患肢活动能力。适用于患肢、指关节已有部分伸展功能的患者。

3. 矫形器和辅助具的使用　早期为了保持患者抗痉挛模式体位和防止关节的畸形,可带矫形器,如防止足下垂和内翻的矫正鞋、防止膝过伸的矫正器。

六、操作要点

(一) 脑卒中急性期

脑卒中急性期通常是指发病后的 1~2 周,患者不能进行自主的运动。康复治疗在患者病情稳定 48 h 后开始进行。

1. 康复治疗目标
(1) 教会患者良姿位摆放及体位转换的方法。
(2) 维持偏瘫侧各关节的活动范围。
(3) 改善对躯干和近端关节的控制,促进偏瘫侧肢体肌张力恢复和主动活动的出现。

2. 良姿位摆放
(1) 患侧卧位:为增加偏瘫侧的感觉刺激,多主张患侧卧位,此时躯干垫枕略后仰,偏瘫侧上肢肩关节应前屈 90°,伸肘,掌心向上;偏瘫侧下肢伸髋,膝稍屈,踝背伸 90°。健侧肢体放置舒适位置。
(2) 仰卧位:患侧肩胛骨下垫枕,肩关节稍外展,肘腕关节伸直,掌心向上;患侧髋和大腿外侧垫枕,使髋内旋,膝关节轻度屈曲。健侧肢体可放于舒适的位置。
(3) 健侧卧:偏瘫侧上肢垫枕,肩关节前屈 90°,伸肘、伸腕、伸指、掌心向下;偏瘫侧下肢垫枕,屈髋屈膝,呈迈步状,踝背伸 90°,患足不悬空。

3. 翻身训练

(1) 向健侧翻身:Bobath 式握手(右侧偏瘫见图 4-1-1),肘腕关节伸展,屈膝,健腿插入患腿下方。双手伸直举向上方,做左右侧方摆动,借助摆动的惯性,让双上肢和躯干一起翻向健侧。康复护理人员可协助或帮助患者转动骨盆或肩(左侧偏瘫见图 4-1-2)。

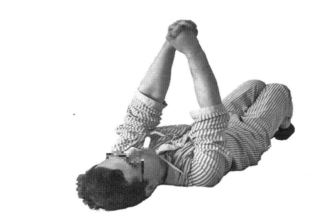

图 4-1-1　Bobath 式握手

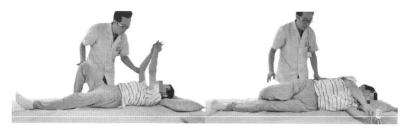

图 4-1-2　向健侧翻身

(2) 向患侧翻身:Bobath 式握手,双手伸直,健侧下肢屈曲,双上肢左右摆动,当摆向患侧时,顺势将身体翻向患侧。

4. 偏瘫肢体的被动活动　为了保持关节活动度,预防关节肿胀和僵硬,促进偏瘫侧肢体主动活动的早日出现,以被动活动偏肢体为主。每日2~3次,每次每个关节至少重复活动5~10次。活动顺序为从近端关节到远端关节,每次5 min以上。

5. 床上主动活动

(1) 上肢运动:Bobath握手,在健侧上肢的帮助下,带动患侧肢体做肩、肘、腕等关节的运动。

(2) 躯干和下肢运动:桥式运动,在治疗师帮助下屈髋屈膝,做桥式运动(图4-1-3)。

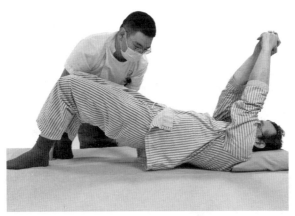

图4-1-3 桥式运动

(二) 脑卒中病情稳定期

发病后第3~4周,患侧张力增高,出现典型的上肢屈曲和下肢伸展的痉挛模式。患者能主动活动患肢,共同运动为主。

1. 康复目标

(1) 预防痉挛和控制异常运动模式。

(2) 促进分离运动出现。

(3) 加强对关节近端肌群的控制能力,改善肢体功能,维持和提高运动耐量。

2. 床上活动　继续床上活动,由被动活动逐步转为助力活动和主动活动。

3. 坐位活动

(1) 坐位平衡训练(图4-1-4):通过重心转移进行坐位躯干运动控制能力训练。

(2) 患侧上肢负重:偏瘫侧上肢于体侧伸肘、腕背伸90°、伸指,重心稍偏向患侧。

(3) 上肢控制训练:被动将患侧肢体移到某一位置,保持腕背屈,五指打开,让患者控制肢体。

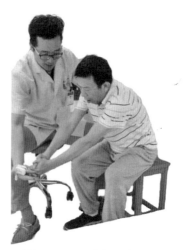

图4-1-4　坐位平衡训练

(4) 下肢控制训练(图4-1-5):坐位,被动将患足保持背屈、外翻位,让患者做膝小范围屈伸,髋膝小幅度抬起落下的控制训练。

4. 站立平衡和步行训练(图4-1-6、4-1-7)　包括患肢的负重训练和迈步训练。

(三) 脑卒中恢复期

一般是指发病后4周以上肢体功能的康复训练,此期患者肌痉挛减轻,开始出现选择性肌肉活动。

1. 康复目标

(1) 加强肢体精细、稳定、协

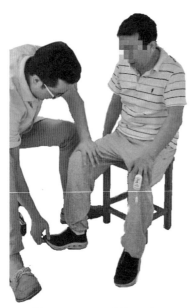

图4-1-5　下肢控制训练

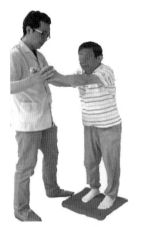 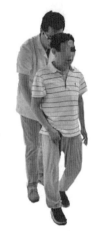

图4-1-6 站立平衡训练　　图4-1-7 步行训练

调的运动控制能力,纠正异常的运动模式。

(2) 改善步态、恢复实际步行能力。

(3) 提高心肺耐力,建立健康生活方式,控制心脑血管危险因素,进一步恢复 ADL 能力,达到生活自理。

2. 躯干控制能力训练(图4-1-8)　桥式及躯干旋转等运动

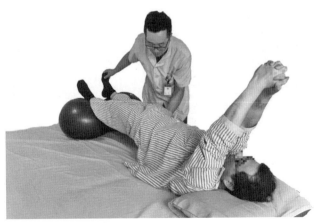

图4-1-8 躯干控制能力训练

可提高患者腰背肌及臀部肌群的核心控制能力,并提高运动时由核心向四肢及其他肌群的能量输出,改善肌肉的协调与平衡。

3. 上肢和手的治疗性活动　偏瘫侧上肢和手的功能恢复较下肢相对滞后。治疗过程中酌情选用强制性运动疗法,以提高偏瘫上肢和手的实用功能。为了防止训练时共同运动或异常运动模式的出现,治疗师可给予一定帮助,以引导其正确运动。训练内容包括肩肘控制训练、前臂旋前旋后训练、腕指伸展训练和手的抓握拿捏等精细动作训练。

4. 下肢的治疗性活动　在健腿的膝、胫前、内踝上进行有节律的、协调的、随意的选择性运动,称跟膝胫踝运动(图4-1-9),该运动是下肢运动控制能力训练的重要内容,同时可作为评定训练效果的客观依据。下肢的功能除负重以外,更重要的是行走。如果患者踝背伸无力或足内翻明显,影响行走,可用弹性带或踝足矫形器使其患足固定于踝背伸位,以利于行走,休息时可将其去除。对于老年体弱者,根据具体情况,选用相应的拐杖或助行器。

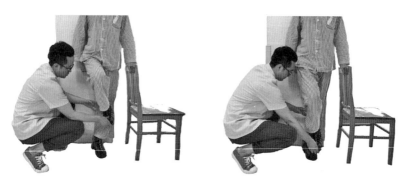

图4-1-9　膝胫踝运动

(四) 后遗症期

后遗症期是指发病后6~12月,但多在发病后1~2年,受损的肢体功能在相当长的时间内不会有明显的改善。

1. 康复目标

（1）尽可能保留患者偏瘫侧肢体功能。

（2）积极调动健侧肢体或使用辅具的代偿功能，尽可能提高日常生活自理能力。

2. 康复治疗　此期的康复，还应该进行居住环境改造和必要的职业技能训练，以适应日常生活各种的需要。注意多与患者交流和进行必要的心理疏导，激发患者积极融入家庭和社会的意愿，尽可能发挥其家庭和社会的作用。

七、基本原则

（1）灵活应用神经肌肉促进技术，引出偏瘫早期软弱无力肌群的收缩，抑制偏瘫中后期出现的肌痉挛和异常运动模式，同时促进分离运动的出现，进而恢复对肢体的控制能力，尽可能地恢复正常的姿势和步态。

（2）强调一对一的治疗方式，加强对患者的监督与指导，注意动作完成的质量。

（3）要求患者积极配合治疗，提倡重复训练，强化正确规范的动作，并与日常活动结合。

（4）康复治疗方案必须建立在康复评定的基础上，由康复治疗小组共同制订，并在治疗方案实施过程中逐步加以修正和完善，做到个体化治疗。应根据每个患者的实际情况制订相应的短期、长期康复治疗目标。

八、注意事项

（1）由于合并冠心病，治疗过程中应对患者进行必要的安全监测，比如心率、血压、脉搏的测量。另外，患者自评 Borg 劳累分级，根据患者的反应情况对训练强度进行调整。

（2）加强患者对患侧肢体的注意和保护，防止继发损伤，训练中保持正确体位，动作规范，防止代偿。

（撰写：陆志辉　审校：刘功亮）

第二节　肌力训练

一、仪器设备

（一）理疗仪器

低频电刺激是最常用的理疗仪器，是指应用低频电流刺激神经或肌肉，促进肌肉收缩进而提升肌肉功能的治疗方法。

1. 功能性电刺激　利用一定强度的低频脉冲电流，通过预先设定的程序来刺激一组或多组肌肉，诱发肌肉运动或模拟正常的自主运动，以达到改善或恢复被刺激肌肉或肌群功能的目的。

2. 生物反馈电刺激　是指利用肌肉收缩产生的肌电信号触发电刺激治疗，进而提升肌肉能力的治疗方法。治疗前需要先采集患者瘫痪肌的肌电信号，确定收缩阈值，治疗时患者需要在每次电刺激前主动收缩肌肉，使肌电信号达到设定阈值，以触发电刺激，由电刺激辅助完成整个肌肉收缩过程。

（二）肌力训练设备

1. 自由重量　哑铃、弹力带、沙袋等可以提供阻力的道具。

2. 悬吊系统　利用绳索、挂钩、滑轮等悬吊设备，减轻患者肢体重量，进而帮助患者肌力训练的设备。

3. 等张力矩臂组件　股四头肌训练器、上肢阻力训练器。

4. 其他肌力训练设备　等速设备、功率自行车。

二、原理

(一) 肌肉适应性改变

肌力训练主要是使肌肉产生适应性变化,并由此增强肌力。肌肉的适应性变化包括以下。

(1) 使肌肉的形态结构变得更加发达、完善,同时肌肉功能也可获得改善。

(2) 经系统的肌力增强训练后,肌肉体积增大,肌纤维增粗,收缩蛋白、肌红蛋白、酶蛋白增加,三磷酸腺苷(ATP)、热量含量和糖原储备增加,毛细血管密度增加,结缔组织量也增多。

(二) 超量恢复

肌力训练后肌肉会出现一定程度的疲劳,肌肉先经过疲劳恢复阶段,然后达到超量恢复阶段。在超量恢复阶段,训练中消耗的能源物质、收缩蛋白、酶蛋白等会逐渐恢复,并超过训练前水平。如果下一次肌力训练在前一次训练后的超量恢复阶段内进行,就可以以该超量恢复阶段的生理生化水平为起点,使超量恢复叠加和巩固起来,实现肌肉形态及功能的逐步发展。

三、适应证

(1) 神经源性肌肉萎缩:脑卒中引起的偏瘫侧肌肉瘫痪或肌力减退。

(2) 失用性肌肉萎缩:脑卒中合并冠心病患者长期卧床或活动量减少引起的肌肉失用性肌力减退。

(3) 关节周围主动肌和肌抗肌不平衡:脑卒中患者肢体运动时

主动肌肉和拮抗肌肉失衡导致的运动控制能力减退。

四、禁忌证

（1）全身有严重感染和高热患者。
（2）严重心脏病，快速性心律失常、心力衰竭。
（3）皮炎、肌炎发作期、严重肌病患者。
（4）严重骨质疏松、骨折未愈或关节不稳。

五、常用方法

（一）按照肌肉收缩方式分类的训练方法

1. 等长训练 肌肉收缩时，肌纤维长度不变，不产生关节活动，但肌张力明显增高的肌肉收缩形式，又称静力收缩。

（1）TENS 法：肌肉收缩 10 s 后休息 10 s，重复 10 次为 1 组，每次训练 10 组。

（2）多角度等长训练：在整个关节活动范围内，每隔 20°做一组等长训练。

2. 等张训练 是指肌肉收缩时，肌张力保持不变，肌肉长度发生变化，产生关节活动的训练方法。包括肌肉起止点靠近的向心收缩和起止点远离的离心收缩。

3. 短暂最大负荷训练 是等长和等张收缩相结合的肌肉训练方法。

4. 等速训练 指利用等速设备，根据运动过程中患者肌力大小的变化由机器提供相匹配的阻力，使整个关节按照预先设定的速度进行运动的一种训练方法，又称可调节抗阻训练或恒定速度训练。

（二）根据肌肉残存肌力情况可采用的训练方法

1. 传递神经冲动训练 适用于肌力 0～1 级的患者。引导患者主观努力,通过意念的方式,竭力引发瘫痪肌肉的主动收缩。(图4-2-1)。

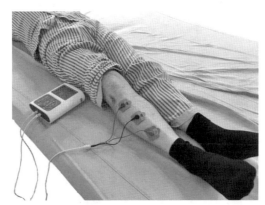

图4-2-1 肌电生物反馈训练

2. 助力训练 适用于肌力1～2级的患者,指在外力辅助下,通过患者主动收缩肌肉来完成运动或动作,辅助力量由治疗师或者患者健肢提供,有条件者也可以由器械、引力和水的浮力来帮助完成。

(1) 徒手助力:利用治疗师和患者健侧肢体,不借助器械帮助。

(2) 悬吊助力:利用绳索、挂钩、滑轮等简单装置,将运动的肢体悬吊起来,以减轻肢体的自身重量、完成在水平面上的训练。适用肌力1～3级的患者。悬吊训练(sling exercise training,SET)是一种运动感觉的综合训练系统,强调在不平稳状态下进行运动,可加强中央躯干肌肉、髋部等深层肌肉力量,提高身体在运动中的平衡、控制能力和稳定状态。

(3) 浮力辅助运动:利用水的浮力或者漂浮物的拉力来减轻肢体重量,进行辅助运动。

3. 主动训练 适用于肌力>3级的患者,通过患者主动肌肉收缩来完成运动的一种训练方法。选取正确的体位和姿势,患侧肢体置于抗重力体位,防止代偿动作。

4. 抗阻训练(图 4-2-2)　适用于肌力 4 级以上的训练,肌肉收缩过程中,需克服外来阻力才能完成运动的一种训练方法。最常用的是渐进抗阻训练。

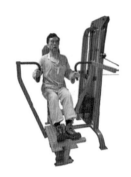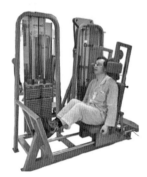

图 4-2-2　抗阻训练

六、操作要点

(一) 渐进抗阻训练

这是一种逐渐增加阻力的训练方法,肌肉的能力增强时负荷量也随之增加。先测出待训练肌肉连续 10 次等张收缩所能承受的最大负荷,称为 10RM。

1. Delorme 法　肌力训练分 3 组进行,第 1 组取 10RM 的 1/2 量,第 2 组取 10RM 的 3/4 量,第 3 组取 1 个 10RM 量,每组重复 10 次,各组间休息 1 min。每周复测 10RM 值,并相应调整负荷量,使其随肌力的增加而增加。

2. Oxford 法　基本原则同 Delorme 法,但把负荷顺序颠倒,使第 1、2、3 组的训练负荷量分别为 1 个 10RM、3/4 的 10RM 及 1/2 的 10RM。

(二) 短暂等长练习

是一种利用抗阻等长收缩来增强肌力的训练方法,即让受训练的肌群在能耐受的最大负荷下做等长收缩持数 6 s,至少重复 2 次,每次间隔 20 s,每天训练 1 次。

(三) 短暂最大负荷练习

这是由罗斯(Rose)提出的一种等张和等长结合的肌肉练习方法,即在最大负荷下以等张收缩完成关节运动,并在完成时接着做等长收缩 5~10 s,然后放松,重复 5 次,每次增加负荷 0.5 kg。等长收缩不能维持 5~10 s 者,则不加大负荷。

(四) 等速肌力训练(图 4-2-3)

对脑卒中合并冠心病的患者而言,等速训练可增强偏瘫侧肌力,又不影响其痉挛程度,同时不会对患者心血管系统造成较大刺激,是比较推荐的一种肌力训练方式。等速训练也分为向心性训练与离心性训练两种不同的肌肉训练方式。

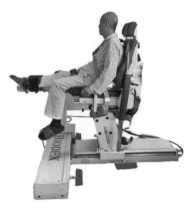

图 4-2-3 等速肌力训练

1. **等速向心肌力训练** 是最常用的一种肌力训练方式。由于等速仪器能提供不同的运动速度,常用的有慢速(1°/s~60°/s)、中速(60°/s~180°/s)、快速(180°/s~300°/s)及功能性运动速度(300°/s~1 000°/s)。偏瘫早期常采用慢速和中速的训练方式;偏瘫中后期,由于考虑到日常生活的需要则选择快速和功能性速度的训练方式。

2. 等速离心肌力训练　包括向心收缩-离心收缩和离心收缩-离心收缩2种训练方式。在前一种训练方式中，肌群向心收缩、离心收缩交替进行，此种收缩方式主要针对偏瘫侧关键肌的训练；后一种训练方式，可同时训练主动肌和拮抗肌两组肌群的离心收缩肌力，提高两组肌群的肌力，此种训练方式适用于肢体控制能力需要提高的患者。

七、基本原则

（1）偏瘫早期应重点加强软弱无力肌群的肌力训练，同时通过健侧抗阻用力促发的联合反射，诱发患侧无力肌群收缩。

（2）痉期患者应避开加重痉挛的肌力训练，通过脊髓反射中的交互抑制原理，抑制拮抗肌的痉挛，矫正屈、伸肌力量之间的不平衡。

（3）以多轴位、多关节、多组肌群参与的功能肌力练习，取代单轴位、单关节、单组肌群参与的肌力练习。

（4）肌力训练的时间不宜过长，注意患者有过度疲劳或抗阻用力过大，会诱发肌痉挛。一旦出现肌痉挛应立即停止训练，抑制肌痉挛。

（5）由于合并冠心病，治疗过程中应对患者进行必要的心电监测。另外，患者自评Borg劳累分级，根据患者的反应情况对训练强度进行调整。

八、注意事项

1. 选择正确的运动量和训练节奏　遵循超量恢复的原则，每次练习应引起适度的肌肉疲劳，然后充分地休息，等待超量恢复的出现，在超量恢复阶段进行下一次练习。

2. 注意调节阻力　恰当阻力的施加及调整是增强肌力训练的

重要因素。每次施加阻力的强度应平稳、非跳动性,并能使患者顺利完成全关节的活动范围;当患者不能完成全范围的关节活动时,可降低阻力或改变施加阻力的部位。

3. 注意无痛训练　训练过程中发生疼痛,是出现损伤或加重损伤的信号,应予以重视并尽量避免。

4. 对患者进行讲解和鼓励　肌力训练的过程是患者主观努力的过程。训练前应使患者充分了解肌肉练习的意义和作用,经常给予语言的鼓励,以提高其信心和长期坚持训练的积极性

5. 注意心血管反应　等长抗阻训练时,特别是对抗较大的阻力时,会引起血压的明显升高,加之等长训练时常伴有憋气,也会对心血管造成额外的负荷。因此,有高血压、冠心病或其他心血管疾病患者,应禁忌在等长抗阻训练时过分用力或憋气。

6. 避免代偿运动的出现　选取适于运动的姿势、体位及能防止代偿性动作的体位。

7. 做好详细的训练记录　认真记录患者的训练情况,包括患者训练时对运动负荷的适应能力、训练的运动量是否适合,并根据患者的状况随时调整训练的强度和运动时间等,以达到最佳肌力训练效果。

（撰写:陆志辉　审校:刘功亮）

第三节　肌张力异常的训练

肌张力异常是一组由身体骨骼肌的协同肌和拮抗肌的不协调、间歇持续收缩造成的重复的不自主运动和异常扭转姿势的症状群,故又称肌张力异常综合征。脑卒中偏瘫患者的偏瘫侧肢体一

般都伴有不同程度肌张力异常,并以增高为多见,本节将主要阐述如何缓解和降低脑卒中合并冠心病患者肌张力增高的训练方法。

在所有训练中,如果出现以下情况请立刻停止。

(1) ACS。

(2) 尽管进行了彻底的抗高血压药物治疗,但运动训练期间收缩压>190 mmHg 的恶性高血压。

(3) 运动时收缩压下降≥20 mmHg,特别是对于冠心病的患者。

(4) 严重继发性二尖瓣关闭不全或是中度二尖瓣关闭不全,伴有运动过程中反流增加的情况。

(5) 心力衰竭。

(6) 导致症状或血流动力学损害的室上性和室性心律失常,持续性室性心动过速。

(7) 频繁的心室外收缩,不连续的室性心动过速。

(8) 尚未进行风险评估的心血管疾病,且尚未根据最佳可能预后结果的指南要求进行治疗(即冠心病患者的β受体阻滞剂,心力衰竭患者血管紧张素转换酶抑制剂的治疗),或者更具体地说,未进行血流动力学控制(即用于严重动脉高血压中血压调节的最大药物治疗)。另一方面,由于恶性心律失常而禁忌行使训练的患者可以在采取抗心律失常措施[(即植入式心脏去纤颤器),和或已证实的药物治疗已改善患者情况后引入训练计划中]。

一、功能性活动与任务导向性训练

由于痉挛的存在,高张力肌群严重影响力患者功能性活动的训练,所以如何使得患者在控制痉挛的同时还能自主地以一种特殊的方式完成日常生活活动的训练变得极为重要。日常生活中的功能性活动训练包括:休息时的良肢位摆放、床上翻身、坐位立位的平衡的维持、站起与步行训练。其中良肢位摆放是对脑卒中偏瘫患者早期最基础也是最重要的治疗,对抑制痉挛模式(上肢屈肌痉挛、下肢伸肌痉挛)、降低肌张力、预防肩关节半脱位、早期诱发分离运动、防止偏瘫患者关节僵硬、减少并发症的发生等均能起到良好的作用。

仰卧位、健侧卧位和患侧卧位良肢位的摆放,详见第四章第一节。

二、神经发育技术

神经发育技术是根据人体正常神经生理和发育的过程,即由头到脚、由近端到远端的发育过程,以中枢神经系统障碍患者为主要治疗对象,利用多种感觉的刺激,运用诱导或抑制的方法进行的治疗。

(一) Bobath 技术

通过抑制不正常的姿势、病理性反射或运动模式,尽可能的诱发出正常的运动。将患者体位放置于反射抑制性的体位(如仰卧位上肢肩胛带下降外展,肩关节外展外旋,肘关节伸展,伸腕伸指、拇指外展。下肢髋关节微屈曲外展内旋,膝关节微屈曲,足背伸)训练时抑制痉挛增加(如训练下肢时上肢放置于伸展体位,训练上肢时下肢放置于屈曲体位)。

(二) 神经肌肉本体感觉促进技术

利用皮肤、视觉、听觉、运动觉、姿势感觉等刺激增强相关神经肌肉反应,促进相应肌肉收缩,利用牵张肌肉。关节挤压、牵引和施加阻力等本体感觉刺激手法促进患者的功能恢复。用于缓解痉挛的手法包括:手法接触、时序、口令交流与视觉刺激、节律性启动、收缩-放松技术等。

1. 收缩-放松　收缩-放松技术适用于由于肌张力增高等因素而引起关节活动范围明显受限的患者。这一技术要求患者痉挛肌做等张收缩时不引起肢体疼痛。操作时,治疗师移动患侧肢体到引起肌肉痉挛或明显抵抗感的关节活动末端,然后引导其试着移动肢体到短缩范围之内。治疗师给予阻力和口令,允许患者肢体旋转(等张收缩),其他方向的用力是等长的,维持 8 s 左右再嘱患者放松。然后由治疗师帮助被动移动肢体到新的关节活动范围。反复进行几组收缩-放松练习后,引导牵伸者主动通过新的关节活动范围,以维持效果并降低肌张力。

2. 节律性启动　对于肌张力较高患者,治疗的初级阶段,治疗师被动地活动患侧肢体,不但可以缓解痉挛,降低肌张力,还可以给患侧肢体正确的运动感觉输入,之后伴随患侧肢体肌张力的不断降低,肢体的运动功能逐步由被动过渡到助动,最后达到主动运动。在操作此技术时,治疗师需正确引导患者运动方向和按照正常的时序完成动作,尤其是患侧肢体运动接近痉挛模式时,动作要缓慢,否则会使肌张力增高,适得其反。

3. 慢逆转与慢逆转-保持技术　当患者肢体的伸肌或屈肌肌张力较高时,可以利用与之相对应的拮抗肌的运动能力,通过慢逆转的方式,达到缓解主动肌的痉挛,诱发分离运动,降低肌张力,提高患侧肢体运动功能。治疗师要逐步扩大患者的肢体活动范围,切忌盲目增加活动范围,导致肢体疼痛,血压增高和心脏不适。

(三) Rood 技术

在降低脑卒中患者肌张力方面,Rood 技术主要采取皮肤感觉刺激、关节负重和体位摆放等方法。皮肤感觉刺激是通过利用毛刷、软棒、手指等快速轻刷与痉挛相对应的拮抗肌收缩,使之交互抑制主动肌痉挛的强度,以达降低肌张力的目的。快速轻刷的频率是 2 次/秒,每个部位刺激 3 s 左右。关节负重可以使关节间隙变窄,刺激关节内的感受器,引起高尔基(Golji)腱器的兴奋,激发抑制反应,从而使痉挛的肌肉张力降低,肌肉松弛。关节的负重和肌腱的挤压属于异曲同工。

三、一般性物理治疗

(一) 神经肌肉电刺激

临床研究表明,神经肌肉电刺激(neuromuscular electrical stimulation,NMES)治疗痉挛肌,不会加重痉挛,反而会在痉挛肌持续收缩后更易于缓解肌张力。通过刺激痉挛肌肉使之产生强烈收缩,引起 Golgi 腱器兴奋,经 Ib 纤维传入脊髓,产生反射性抑制主动肌痉挛的作用,更易于痉挛肌的放松;作用于痉挛肌的拮抗肌上,可以提高拮抗肌的肌力,同时有助于降低痉挛肌的张力。

(二) 震动疗法

刺激肌腹或者肌腱引起拮抗肌收缩,从而相应地缓解主动肌痉挛的程度,振动频率为 100～200 Hz。同时刺激患者的痉挛肌群,刺激 Golgi 腱器和肌梭中 Ib 传入神经,产生对痉挛肌肉的抑制作用。实施时把震动施加于肌腹或肌腱,同时远离骨骼的突出部位,以免产生患者的不适和疼痛反应,使痉挛增强。但注意震动只能短暂性使痉挛缓解,降低肌张力。此种方法需要精准操作,长期坚持,方可保持治疗效果。

(三) 牵伸技术

被动地、缓慢地、长时间地牵伸痉挛的肌群可以通过作用于关节内的压力感受器、肌梭和 Golgi 腱器,激化对痉挛的抑制反应,通过治疗师徒手、借助外力、器械等方法来完成。认知和功能较好的患者可以进行自我牵伸，缓解肌肉痉挛和降低肌张力。牵伸的过程中应特别注意关注患者的体感、血压和心率。

（撰写：荣积峰　审校：刘功亮）

第四节　柔韧性和平衡训练

一、柔韧性训练

柔韧性是身体健康素质的重要组成部分，它是指身体各个关节的活动幅度和跨过关节的韧带、肌腱、肌肉、皮肤的其他组织的弹性伸展能力。经常做伸展练习可以保持肌腱、肌肉及韧带等软组织的弹性。柔韧性得到充分发展后，人体关节的活动范围将明显加大，关节灵活性也将增强。这样做动作更加协调、准确、优美，同时在体育活动和日常生活中可以减少由于动作幅度加大、扭转过猛而产生的关节、肌肉等软组织的损伤。

影响柔韧性即关节活动范围的因素有：关节骨结构，关节周围组织的体积，韧带、肌腱、肌肉和皮肤的伸展性；其中，最后一项对提高柔韧性关系最大。韧带、肌腱、肌肉和皮肤的伸展性主要靠牵伸技术完成。牵伸技术在脑卒中合并冠心病的偏瘫患者康复治疗中的应用目的是改善关节活动范围、恢复软组织的延展性、减少肌肉的僵硬、酸痛，提高患侧肢体的运动功能。牵伸时，需将肌肉保持在延长的位置并持续一定的时间。牵伸包括静态牵伸、主动牵伸、被动牵伸、PNF牵伸和弹震牵伸。针对脑卒中合并冠心病的偏瘫患者柔韧性较差的现象，处理的方法有以下几种。

(一)颈部伸展柔韧性

牵伸的肌肉包括头长肌、颈长肌、胸骨舌骨肌、肩胛舌骨肌、颈阔肌。目的是牵伸颈部的屈肌群,增加伸展活动范围,增强患者颈部后伸的柔韧性。患者取坐位,治疗师立于患者身旁,上方手放于患者前额部,下方手放于上段胸椎部位。下方手固定脊柱,上方手慢慢地向后牵伸颈部的屈肌群,使患者的头向下向后运动,使颈部的伸展达到最大的活动范围,末端保持,患者感觉颈前部有牵拉和酸胀感为宜,30秒/次,10次/组。

(二)颈部旋转柔韧性

牵伸的肌肉包括胸锁乳突肌、头最长肌、头夹肌、头下斜肌。目的是牵伸颈部旋转肌群,增加旋转活动范围,增强患者颈部旋转的柔韧性。患者取坐位,治疗师站于患者身后,下方手越过患者面部放于对侧脸颊下颌部;上方手放于前一手同侧头顶部。下方手拉、上方手推头部向另一侧运动,使颈部旋转运动达到最大限度的活动范围,末端保持。患者感觉颈部运动方向相反侧有牵拉和酸胀感为宜,30秒/次,10次/组。

(三)躯干伸展柔韧性

牵伸的肌肉包括腹直肌、腹内斜肌、腹外斜肌。目的是牵伸躯干屈曲肌群,增加伸展活动范围,增强患者躯干后伸的柔韧性。患者取站立位,头部慢慢地靠在治疗师的肩膀上。治疗师站立于患者偏瘫侧的侧后方,上方手放于胸骨前,下方手放于腰骶部。下方手固定腰骶部;上方手在胸前轻轻向后推,使腰椎后伸达到最大的活动范围,末端保持,注意动作应缓慢,保持人体动态平衡。患者感觉躯干前部有牵拉和酸胀感为宜。30秒/次,10次/组。

（四）肩部后伸柔韧性

牵伸的肌肉包括胸大肌、三角肌前束、肱二头肌长头、喙肱肌。目的是牵伸肩屈曲肌群，增加后伸活动范围，增强患侧肩后伸的柔韧性。患者取站位或俯卧位，上肢放在体侧，前臂及手放松。治疗师面向患者站在牵伸一侧，下方手放在肩胛骨上固定肩胛骨，上方手从掌侧握住肘关节。上方的手从掌侧托起肱骨远端，将肱骨被动后伸至最大范围，末端保持，注意固定好肩胛骨后部并防止代偿运动。肩部前方有牵拉和酸胀感为宜。30秒/次，10次/组。

（五）肘关节伸展柔韧性

牵伸的肌肉包括肱二头肌、肱肌、肱桡肌。目的是牵伸屈肌群，增加伸展活动范围，增强肘关节的伸展柔韧性。患者取仰卧位，上肢稍外展。治疗师面向患者头部站在牵伸一侧，内侧手放在肱骨近端，外侧手握住前臂远端掌侧。固定患者肩胛骨和肱骨近端的前部。

外侧的手被动牵伸肘关节至最大活动范围，末端保持。牵拉侧肘前部有牵拉和酸胀感为宜。30秒/次，10次/组。

（六）腕关节伸展柔韧性

牵伸的肌肉包括桡侧腕屈肌、指深屈肌、指浅屈肌、掌长肌、拇长屈肌等。目的是牵伸屈肌群，增加伸展活动范围，增强肘伸展的柔韧性。患者仰卧位或坐在治疗床，前臂旋前使掌心向下，或使前臂处于中立位放在桌上，手指放松。治疗师一手握住前臂远端固定，另一手握住患者的手掌。使被动伸腕至最大范围，允许手指被动屈曲，末端保持，牵拉侧牵臂前方有牵拉和酸胀感为宜。30秒/次，10次/组。

（七）膝关节屈曲柔韧性

牵伸的肌肉包括股直肌、股内侧肌、股外侧肌、股中肌。目的是同时增加屈膝和伸髋的活动范围,增强屈膝的柔韧性。患者取俯卧位,牵伸侧下肢稍屈膝,非牵伸侧下肢伸膝。治疗师立于患者患侧,一只手固定患侧髋关节并保持其完全伸直,另一只手握住胫骨远端并逐渐尽可能多地屈膝不要使髋外展或旋转,使股直肌得到最大的牵伸,终末保持。被牵伸侧大腿前方有牵拉和酸胀感为宜。30 秒/次,10 次/组。

(八) 踝关节背屈柔韧性

牵伸的肌肉包括腓肠肌、比目鱼肌、跖肌、胫骨后肌、趾长屈肌。目的是增加踝背屈活动度和柔韧性。患者俯卧位,双下肢水平伸展。治疗师面向患者站在牵伸一侧,上方手放在膝关节上方,下方手托住牵伸侧足跟处。上方手固定牵伸侧的膝关节,下方手轻缓施力使得足背屈至最大范围,终末保持。患者被牵伸侧小腿后侧有牵拉和酸胀感为宜。30 秒/次,10 次/组。

二、平衡训练

平衡是指人体所处的一种稳定状态,以及不论处在何种位置、运动或受到外力作用时,能自动地调整姿势的能力。维持人体平衡需要 3 个环节的参与,包括感觉输入、中枢整合和运动控制。平衡能力是当人体重心垂线偏离稳定的支持面时,能立即通过自主的或反射性的活动使重心垂线返回到稳定的支持面内的能力。

脑卒中患者的平衡训练,按训练时的体位分为仰卧位、前臂支撑下的俯卧位、肘膝跪位、双膝跪位、半跪位、坐位和站立位训练;按是否借助器械分为徒手、借助器械训练;按患者保持平衡的能力分为静态、自动态、他动态训练。

(一) 坐位平衡训练

患者端坐在稳定的床沿或无扶手椅子上,两脚放在地板上,与肩同宽,尽可能通过自身能力保持身体平衡,治疗师站于患侧提供保护。确定患者可自行维持静态平衡功能时,嘱患者同时转动头部和躯干,回到中间位置并重复到另一侧。确保患者同时旋转躯干和头部,躯干直立,并保持髋部弯曲。提供视觉目标,增加要转身的距离。必要时,稳定受影响的足部并防止臀部外旋和外展。确保双手不用于支撑,并且脚不产生移动。

嘱患者仰望天花板并恢复原位,患者躯体可能会向后倾斜并影响平衡,要告知患者通过躯干控制恢复身体直立位。

坐位,用手掌触及物体,向前(弯曲臀部)、侧身(两侧)、向后,然后回到中间位置。非常虚弱的患者可以练习用双臂放在高桌上向前伸展。当患者达到平衡极限时,用非偏瘫侧的手臂横跨身体以增加患者患侧足的重量。触碰距离应该超过手臂长度,因为会涉及整个身体的运动,所以应尽可能地让患者接近稳定极限。由于下肢肌肉活动对坐姿的平衡至关重要,因此在向同侧方向伸展时,重点在于足部的重量。如果患者有持续不断地向偏瘫的一侧倾倒的倾向,尽量鼓励患者到达另一侧并回到中间位置,则可能有助于恢复平衡感。治疗师可以通过将瘫痪脚固定在地板上来提供一定的稳定性。这种策略的有效性可能是由于患者主动控制向受影响侧运动并返回中线的想法,而不是通过将重量保持在完好的一侧来补偿倾倒的倾向。在患者可以平稳控制并完成上述平衡训练时,治疗师可以轻微对患者施加干扰,破坏患者的平衡,嘱其自行调整躯干稳定性并恢复到中立位,在此过程中要密切关注患者的平衡性和随时做好提供保护的准备。

(二)站位平衡训练

站立位,双脚相距几厘米,嘱患者仰望天花板并返回中立位,不允许脚部移动和身体晃动,保持身体平衡。能平稳完成该动作后,嘱患者转动头部和身体,向后看,返回到中间位置,重复到另一侧。确保站立时双足对齐,在身体旋转时臀部保持伸展。禁止脚部移动。如有必要,将脚放在患者脚上以禁止移动。提供视觉支持站立,伸手向前,侧方(双侧),后侧,探够最远距离应该超越手臂长度的范围,挑战患者站立位自动态平衡极限。在此基础上,对患者进行稳定性干扰,破坏其平衡,确保身体的运动发生在脚踝和臀部,而不仅仅是在躯干内,制止僵硬的姿势和屏气,鼓励轻松的运动,以此训练患者的动态平衡功能。需注意,在没有安全带的情况下练习时,治疗师应该避免控制患者,因为这会减少患者进行积极的预期调整和更正的需要。使用腰带可以增加患者和治疗师的信心。

站立位平衡功能训练的支撑方式是多种多样的,可以逐步增加训练难度(例如,双脚并拢,一只脚在前方,一只脚在台阶上)。患者需要学会横向跨步到达每一侧方,向前和向后来控制运动。需要注意的是,注意力不是集中在保持平衡上,而是集中在具体的目标上。

单腿支撑(带或不带安全带或支具)。

用非偏瘫肢体向前走,把脚放在台阶上,单脚站立,练习完成任务。确保臀部伸展的姿势。运动可以在训练中进行。

注意向前迈上不同高度的台阶。运动时注意提高腿的具体目标,而不是转移身体质量这种更抽象的目标。

侧身行走训练:用手在墙上或抬高的栏杆侧走动,这个练习使臀部伸展的重量从侧面移到另一边。

拾物训练:站立,降低身体,拿起或触摸物体,向前,侧向,向后和返回原位。确保臀部、膝盖和脚踝弯曲和伸展。

平衡训练需遵循基本原则:支撑面积由大变小;从静态平衡到动态平衡平衡;从自我平衡至他动平衡;身体重心逐步由低到高;在注意下保持平衡和在不注意下保持平衡的训练;从训练时睁眼过渡到闭眼。脑卒中合并冠心病的患者在做各种进阶平衡功能训练时，治疗师要结合患者的不同功能水平，针对性地进行科学、规范、安全的平衡训练，并密切关注患者训练过程中和结束后的血压、心率和身体感受。

（撰写：荣积峰　审校：刘功亮）

第五节　步行训练

一、定义

约 50% 的脑卒中合并冠心病患者存在步行功能障碍。脑卒中的步行基本要素主要有：良好的姿势控制和核心稳定；患侧下肢的负重能力；立位时能够进行重心转移；患侧下肢髋、膝关节良好的屈伸控制能力。根据脑卒中患者下床后的功能状态，应针对性地进行步行训练。

二、针对性步行训练

（一）设备仪器

起立床、助行器、手杖等。

（二）常用方法

1. 基础训练

（1）辅助工具的正确使用：首先，对于需要使用支具、助行器、拐杖、手杖等辅助工具的患者，应教会他们正确的使用方法。尤其是穿戴支具的患者，需教会他们在不同体位下穿脱支具的方法，并在穿戴支具后及时检查肢体受压区域的情况，尤其是脱去支具后的局部检查。

(2) 肌力训练和关节活动度训练(图 4-5-1):完成步行训练,必须具有足够的下肢、躯干和上肢相关肌群的肌力和关节活动度。尤其是长期卧床致使肌力明显减退的患者,需要在接受行走训练之前,以下肢、躯干和上肢的肌力和关节活动度评定结果为基础,进行必要的肌力增强训练。对于需要应用辅助工具的患者,应针对性地训练上肢有关肌群的力量。

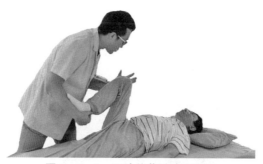

图 4-5-1 下肢关节活动度训练

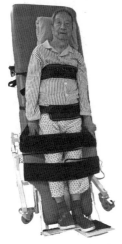

图 4-5-2 使用直立床的起立训练

(3) 起立训练:步行训练需要一定的直立姿势。只有当患者具有相当的直立耐受能力之后,步行训练才可随之展开。为预防体位突然变化造成的反应,应先进行站起适应性训练。开始先将床头摇起 30°,进行靠坐训练,并维持 15~30 min。观察患者的反应,2~3 天未有明显异常反应者,即可增加摇起的角度。一般每次增加 15°,如此反复,逐渐将床摇至 90°。如患者在坐起时感到头晕、心率加快、面色苍白等应立即将床摇平,以防止发生直立性低血压。对一般情况良好的患者,可直接利用直立床(图 4-5-2)

调整起立的角度,帮助患者达到站立状态。

(4) 站立平衡训练:站立平衡能力是完成步行的必要基础。站立平衡训练也可在平行杠内进行。首先需要完成静态站立平衡训练,然后再进行动态站立平衡训练(图4-5-3、4-5-4)。

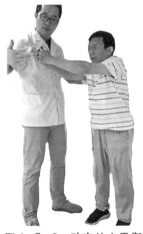

图4-5-3 动态站立平衡训练

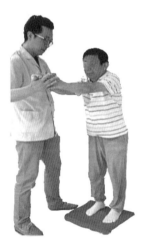

图4-5-4 平衡垫下动态站立平衡训练

(5) 其他必要的训练:包括下肢的承重训练、上肢的支撑训练等,这些均为步行训练必要的基础。

2. 使用助行器的步行训练(图4-5-5) 助行器特别适用于上肢运动功能良好但下肢运动功能障碍较重或平衡功能相对较差的患者,患者可借此完成为行走做准备的站立训练和早期的行走训练;同时,助行器还可部分减少患者患侧下肢的承重。此外,身体较为虚弱的患者、单侧或双侧下肢力弱的患者、行动迟缓的老年人也可借助助行器帮助行走。

使用助行器:患者站立于助行器框架之中,双眼平视前方,双手扶握助行器两侧的扶手,适当向前搬动助行器使前横栏距身体

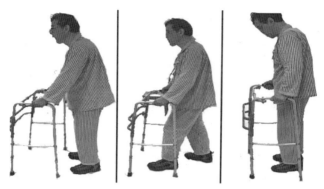

图4-5-5 使用助行器的步行训练

约一步距离(注意:助行器4个支点须同时着地);患侧下肢向前移动一小步,脚踏地面,站立,双手用力下压扶手以支撑体重,使体重不要落在患侧下肢;再向前迈出健侧下肢,将健侧下肢靠于患侧下肢附近;然后再向前搬动助行器,如此反复。在整个训练过程中,应注意患者的下肢不要超越前横栏,否则会使助行器所提供的支持和稳定基础降低,患者的体重会过多地转移到该下肢。

3. 使用手杖的步行训练　手杖三点步(图4-5-6):①常用的手杖三点步的步行顺序为手杖、患侧下肢、健侧下肢。即患者先伸出手杖,然后迈出患侧下肢,最后迈出健侧下肢。由于这一方式在一点运动时总有其余两点在支持(迈出健侧下肢时有手杖和患

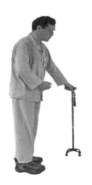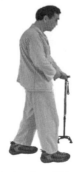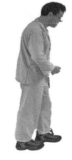

图4-5-6 手杖三点步

侧足两点起支撑作用),因此,稳定性较好。偏瘫患者如不加指示,大部分会采用这种步行方式。②手杖、健侧下肢、患侧下肢的三点步方式(具有一定的稳定性,但仅有少数患者采用),即先伸出手杖,然后迈出健侧下肢,最后迈出患侧下肢。这一方式可依据健侧足最后的落点进一步分为后型(健侧足落在患侧足后方)、并列型(健侧足与患侧足平齐)和前型(健侧足落在患侧足前方)3种。一般恢复早期常用后型,以后可过渡至并列型和前型。

4. 保护下独立步行　患者下肢功能逐渐恢复后,由使用手杖或助行器行走逐渐转向脱手杖/助行器步行。患者先在治疗师的保护下进行室内步行训练(图4-5-7),逐渐达到可进行独立步行的目的。

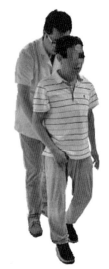

图4-5-7
患者被保护下
在室内步行

(三) 适应证

(1) 中枢神经系统损伤(如脑外伤或脑卒中引起的偏瘫、截瘫、小脑疾患、脑瘫等)影响行走功能的患者。

(2) 骨骼运动系统的病变或损伤(如截肢后安装假肢、下肢关节置换术后等)影响行走功能的患者。

(四) 禁忌证

(1) 站立平衡功能障碍者。

(2) 下肢骨折未愈合者。

(3) 各种原因所致的关节不稳者。

(五) 注意事项

1. 训练场地　要提供安全、无障碍的环境(如防滑地板等)并减少嘈杂等不必要的干扰。

2. 患者训练时的衣着　①衣服可略宽松些。②鞋袜大小应合适。③一般选择皮底或胶底的低跟鞋子,鞋带须系紧,以保持较好的支持性和稳定性;此外,此类鞋子步行时可发出声音,深、浅感觉较差的患者可借此判断步行的节律。

3. 使用助行器的步行训练　根据需要选择合适的助行器,在考虑特殊用途(如训练后欲利用助行器完成社区或公共场所步行)时,其选择则更应具有针对性;在应用助行器进行步行训练时,患者的下肢不要超越前横栏,否则会使助行器提供的支持和稳定基础降低。

4. 使用手杖的步行训练　根据患者的具体情况,选择适当的手杖(长度、质地、手柄等)和行走步态;训练开始时,要以稳定性为重点;随后再将训练重点转移到耐久性和步行速度方面。

三、减重步行训练

随着临床发展的需要,现代康复生物工程学迅速发展。从 20 世纪 50 年代开始,悬吊治疗应用于临床(图 4-5-8)。

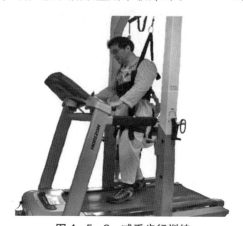

图 4-5-8　减重步行训练

(一) 仪器设备

康复专用电动跑步机(活动平板)和悬吊减重系统。

(二) 治疗作用

(1) 使患者身体重心的分布趋于对称,减少步行中下肢相关肌群的收缩负荷。

(2) 改善和加大下肢关节的活动范围。

(3) 减重状态下可以调节下肢的肌肉张力,输入正常的步行模式。

(4) 提高步行安全性,消除患者步行中的紧张和恐惧心理。

(三) 适应证

(1) 神经系统疾病。

(2) 骨关节疾病和运动创伤恢复期。

(3) 假肢、矫形器穿戴前后的下肢步态训练,年老体弱、久病卧床者。

(4) 体重过重患者,有严重关节退行性病变患者,腰腿痛患者。

(5) 从功能训练的角度,可用于控制和协调姿势障碍的训练、步行训练、直立位作业训练、平衡训练、转移训练等。

(四) 禁忌证

(1) 脊柱不稳定。

(2) 下肢骨折未充分愈合或关节损伤处于不稳定阶段。

(3) 患者不能主动配合。

(4) 运动时诱发过分肌肉痉挛。

(5) 直立性低血压;严重骨质疏松症。

(6) 慎用于下肢主动收缩肌力<2级,没有配置矫形器者,以免发生关节损伤。

(五)操作程序

常规操作和常用治疗参数如下。

1. 减重程度　一般减重不超过体重的30%~40%。

2. 减重的步行速度　因平板的起始速度不同,可根据患者的具体情况决定。

3. 训练时间　每次30~60 min,或根据患者情况分节进行。

4. 训练频率　每周不低于3~5次。

5. 疗程　8~12周。

(六)注意事项

(1) 悬吊固定带要适当,不能诱发患者痉挛。

(2) 减重程度要适当。

(3) 悬吊装置必须可靠。

(4) 训练过程中必须有医务人员在场进行指导和保护。

(5) 避免活动平板起始速度过快或加速过快。

(6) 步行时,患者可以佩戴矫形器。

四、机器人步行训练

近年来,康复机器人也已介入临床,成为当今国际上的又一大研究热点。康复机器人旨在利用机器人的原理,辅助或者替代患者的功能运动,或者进行远程康复训练。这是康复工程与康复医疗结合最紧密的部分之一。

(撰写:范　利　审校:刘功亮)

第六节 有氧运动与阻抗运动

一、有氧训练

中等强度有氧运动可以提高脑卒中后患者的心血管功能和体适能,降低脑卒中复发及发生心血管事件的风险;低强度有氧运动可改善有偏瘫步态脑卒中患者的心脏功能。心血管功能练习和各种形式的有氧运动训练可以改善脑卒中患者的心肺适应性。对大多数脑卒中后患者进行无氧阈的测量,用于确定脑卒中患者运动强度。取接近无氧阈值的功率为常规下肢踏车训练的靶强度训练,可有效改善脑卒中合并冠心病患者的有氧代谢能力和体质指标。

脑卒中合并冠心病患者应监护下进行连续靶强度有氧运动。

(一) 运动处方

主要包括运动方式、运动强度、持续时间、运动频率和运动中的注意事项。

1. 运动方式 依据患者肢体运动功能障碍情况及患者兴趣,选择步行、骑功率自行车、慢跑、爬楼梯、游泳和在器械上完成的平板运动等运动方式,也可采用打太极拳、打八段锦等中国传统拳操等。早期患者可进行床边自行车运动(图4-6-1)。

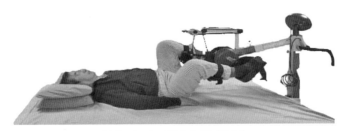

图4-6-1 床边自行车运动

步行是最常用的训练方式,优点是运动强度和运动量容易控制,简便易学,运动损伤较少。缺点是训练过程相对比较单调和枯燥。体弱者或心肺功能减退者进行缓慢步行训练可取得良好效果。快速行走可达到相当高的训练强度。步行中增加坡度有助于增加训练强度。

室内训练主要采用固定功率自行车(图4-6-2),运动负荷可以通过电刹车或机械刹车调节。室内骑车的优点是不受气候和环境影响,运动时可以方便地监测心电和血压,安全性好,运动负荷容易掌握和控制。缺点是比较单调和枯燥。

游泳的优点是运动时水的浮力对皮肤、肌肉和关节有很好的安抚作用,运动损伤较少,对关节和脊柱无任何重力,主要适应于骨关节疾病和脊柱病患者。而且水对胸腔的压力有助于增强心肺功能。水温一般低于体温,运动时体温的散发高于陆上运动,有助于肥胖患者消耗额外的能量。温水游泳池的水温及水压对肢体痉挛者有良好的解痉作用,这类患者有时在陆上无法训练,但在水中可进行耐力训练。缺点是需要游泳池场地,运动强度变异较大,所以运动时要特别注意观察患者的反应。运动前应在陆上做好充分的热身活动。

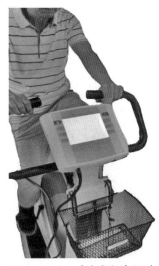

图4-6-2　功率自行车运动

对于存在肢体偏瘫的患者,运动方式受到很大限制,可根据实际情况,选用四肢循环康复系统、功能性电刺激开展康复训练。该系统可实现自主控制的"肢体被动运动",具有安全性、有效性、实用性等特点。在脑卒中合并冠心病患者早期康复训练的设计中,该系统的运动模式不仅可以帮助患者改善和协调身体各关节活动,同时,整体式交叉型的训练模式又在改善平衡的同时锻炼了身体各部位核心肌肉的力量。该训练系统还可调节阻力,使患者在做有氧运动的同时进行有节奏的抗阻运动训练。此外,运动训练中还能时刻监测患者生理指标与相关运动指标,如心率、血压、训练当量等,必要时可同步进行心电监护。

2. 运动时间及频率 除去准备活动和整理活动外,靶强度的运动时间为 20~60 min。对于提高心肺功能和最大摄氧量的耐力运动的时间要求与运动强度成反比。在特定运动总量的前提下,运动强度越大,所需要的时间越短。在没有医学监护的条件下,一般采用减小运动强度和延长时间的方法提高训练安全性。运动频度一般为每天或隔天 1 次(每周 3~4 次)。运动频度每周少于 2 次则训练效果不佳。

3. 运动强度 靶心率应低于诱发心肌缺血或明显心律失常或明显心绞痛的阈值心率的 10 次以下。

(1) 以 peak VO_2 为标准确定运动强度:50%~80% peak VO_2 的运动强度,其中 70%~80% peak VO_2 的运动强度最为常用。有研究建议,患者靶心率范围的上限应比运动试验终点心率低 10 次/分。对一些体力衰弱或起初不适应有氧运动的患者,可选择 60%~65% peak VO_2 的运动强度。

(2) 依据无氧阈值为标准确定监控下有氧运动心脏康复治疗运动的靶强度,约相当于 60% peak VO_2 的运动强度。

(3) 心率储备法:此法不受药物(β受体阻滞剂等)的影响,目标心率=(最大心率−静息心率)×(40%~70%)+静息心率。建议从 40%储备心率(heart rate reserve,HRR)开始(HRR=最大心率−静息心率),逐步递增,最大心率可通过心肺运动试验、6 分钟步行试验测得。

(4) 目标心率法:对无法进行运动试验、6 分钟步行试验的患者采用本方法确定运动强度,即在静息心率的基础上增加 20~30 次/分,体能差的增加 20 次/分,体能好的增加 30 次/分。

(5) 如患者合并有心房颤动,或不易监测心率,则可采用自我感知劳累分级法(Borg 量表),建议将运动强度控制在 12~16 分。

4. 监护下持续靶强度有氧运动的步骤

(1) 热身运动:指有氧训练之前进行的活动,防止因突然的运动应激导致肌肉损伤和心血管意外。多采用低水平有氧运动,持续 5~10 min,并进行颈部、手臂、身体、膝盖、脚踝运动和偏瘫操(图 4-6-3)。

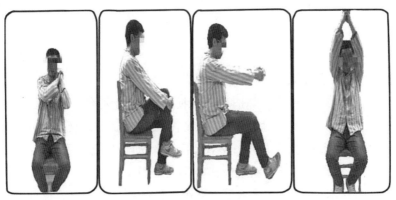

图 4-6-3 偏瘫操

(2) 监控下持续靶强度有氧运动:指导患者保持运动靶强度进行功率踏车等运动。建议初始运动时间为 15 min,根据患者运动能力逐步增加运动时间至 40 min。根据训练安排的特征可以分为持续训练、间断训练和循环训练法。

(3) 整理活动:整理活动指靶强度运动训练后进行较低强度的训练。其运动强度、方法与准备活动相似,时间为 20~25 min。放松腿部肌肉(图 4-6-4)、脚踝运动、弯腰运动等,让心率、呼吸恢复至运动前水平。

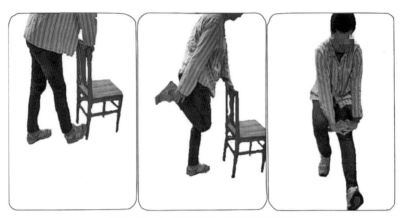

图4-6-4 整理运动：放松腿部肌肉

(二) 适应证

1. 心血管疾病 陈旧性心肌梗死、稳定型心绞痛、隐性冠心病、轻~中度原发性高血压病、轻度慢性充血性心力衰竭、心脏移植术后、冠状动脉腔内扩张成型术后、冠状动脉分流术后等。

2. 代谢性疾病 糖尿病、单纯性肥胖症。

3. 慢性呼吸系统疾病 慢性阻塞性肺疾病和慢性支气管炎、肺气肿、哮喘（非发作状态）、肺结核恢复期、胸腔手术后恢复期。

4. 其他慢性疾病状态 慢性肾衰竭稳定期、慢性疼痛综合征、慢性疲劳综合征、长期缺乏体力活动和长期卧床恢复期。

(三) 禁忌证

（1）各种疾病急性发作期或进展期。

（2）心血管功能不稳定。

（3）严重骨质疏松，活动时有骨折的风险。

（4）肢体功能障碍而不能完成预定运动强度和运动量。

(5) 主观不合作或不能理解运动,精神疾病发作期间或严重神经症。

(6) 感知认知功能障碍。

(四) 注意事项

(1) 保证充分的热身和放松整理活动,防止发生运动损伤和心血管意外。

(2) 选择适当的运动方式。近年来,为减少运动损伤和锻炼意外,慢跑的训练方式逐渐减少,快走、游泳、登山、骑车等方式的训练逐渐增多。

(3) 注意心血管反应。锻炼者首先应确定自己的心血管状态,40岁以上者特别需要进行心电运动试验等检查,以保证运动时不超过心血管系统的承受能力。

(4) 注意心血管用药与运动反应之间的关系。使用血管活性药物时,要注意药物对靶心率的影响。

二、阻抗运动

(一) 常用训练方法

1. 徒手抗阻力训练(图4-6-5、4-6-6)

(1) 仪器设备:一般不需要。

(2) 操作程序:

1) 训练前:①评定患者关节活动度和肌力,明确功能受限情况,以确定适宜的抗阻运动形式和运动量。②将患者置于舒适、稳定体位。③以被动运动形式向患者演示所需的运动。④告诉患者尽最大努力但无痛地完成训练,并且不要憋气。

2) 训练中:①将阻力置于肢体的远端。②确定阻力的方向,一般与所运动的方向相反。③提供较好的稳定,避免代偿运动。

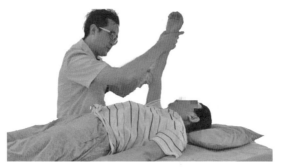

图 4-6-5　上肢徒手抗阻训练

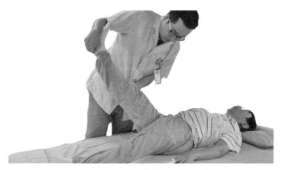

图 4-6-6　下肢徒手抗阻训练

④根据患者肌肉收缩力量的大小,采用适当的阻力,产生平滑、稳定的运动,初始为次最大阻力,然后逐渐增大阻力;逐渐应用和解除阻力,以防发生不能控制的运动。⑤一旦患者不能完成全关节活动范围、施阻部位疼痛或运动造成肌肉震颤等发生代偿运动时,则应改变施阻部位或降低阻力力度。⑥提供简单、同步的语言指令。⑦运动重复次数为 8～10 次,并在适当休息后增加次数。

3) 训练强度与频率:初级阶段,建议每周至少进行 2 次单一项目训练,如时间允许,可增至每周 3 次。进一步进行 8～10 项综合性训练,应在充分有氧锻炼后进行,在 15～20 min 内完成,组间休息 1～2 min。

(3) 适应证:适用于肌力 3 级以上者。

(4) 禁忌证:局部炎症、疼痛。

(5) 注意事项

1) 训练中不应憋气,以防发生心血管问题;对存在心血管问题的高危患者尤要加强采取措施。

2) 患者若出现局部肌肉疲劳现象或全身不适等,应及时向治疗师报告,以减少训练所致的肌肉疼痛。

3) 对某些特殊的神经肌肉失能疾病和心肺失能疾病要特别注意运动量。

4) 训练中应有 3～4 min 的休息恢复期。

5) 注意避免过度工作或过度训练。

6) 注意操作方法,避免出现代偿运动。

2. 机械抗阻训练(图 4-6-7、4-6-8)

(1) 仪器设备:可根据需要选择不同类型器械提供阻力。

(2) 操作程序

1) 训练强度:一般分为亚极量和极量,前者在增加耐力时或软组织愈合早期使用,后者在康复后期使用。

2) 运动负荷量:初始一般以最大负荷量进行训练,重复 10 次,即 10RM;康复进展期,也可用体重的百分比计算。例如,下肢伸展训练为 20% 体重,下肢下压训练为 50% 体重。

3) 重复次数:增加肌力为目的时,重复次数应>(5～6)次,<(15～20)次;以轻阻力改善耐力时,则可安排 3～5 组共 30～50 次。

4) 组数:为每一训练段中由一定重复次数组成,之间有休息的训练单位。训练组数×每组重复次数为总重复次数。增加肌力可采用的方法为 6RM/3 组、12RM/2 组、3RM/6 组。

5) 频度:隔日或每周 4～5 次。

6) 训练疗程:增强肌力为目的时,应至少 6 周以上。

7) 运动速度:自由重量或重量-滑轮抗阻训练时,宜采用低速,以利于安全和减少势能。

8) 训练模式:根据损伤或疾病的类型、组织愈合的阶段、关节状况及对压力和运动的耐受情况、训练目的和患肢恢复的功能性活动等因素,可将训练模式分为静态、动态、向心性、离心性。增加静态力量可采用等长收缩训练;增加动态力量可采用等张收缩(再细分可分为向心性收缩、离心性收缩)训练;肌肉骨骼损伤早期可采用渐进抗阻的等长训练;促进功能性活动则采用向心性收缩和离心性收缩交互的形式。

9) 运动范围:包括短弧活动范围和全关节活动范围。

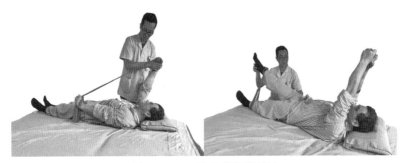

图4-6-7 弹力带抗阻训练

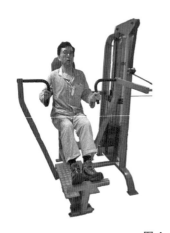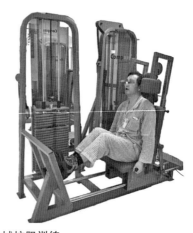

图4-6-8 机械抗阻训练

(3)适应证:需要增加肌力、耐力和效率的患者。肌力在3级以上者。

(4)禁忌证:同徒手抗阻训练。

(5)注意事项:同徒手抗阻训练。但针对骨质疏松患者的抗阻训练方式需要进行改良,避免因训练导致急性肌痛和延缓性肌痛等发生。

(撰写:范　利　审校:刘功亮)

第七节　呼吸功能训练

一、呼吸功能评价

临床常规体格检查是呼吸功能评价的基础。脑卒中合并冠心病患者尤其应注意呼吸模式、呼吸肌、肌张力的变化。指夹式脉搏血氧饱和度监测可用于筛查中重度呼吸功能障碍。此外,还可以采用动脉血气分析、睡眠呼吸监测、力学、影像学和电生理手段对呼吸功能进行定量评价。评价睡眠呼吸障碍的"金标准"为多导睡眠图。该检查可计算睡眠时的呼吸暂停低通气指数(apnea hypopnea index,AHI),记录最低氧饱和度,从而评价睡眠呼吸暂停的严重程度。呼吸肌收缩的效应主要通过呼吸道压力的变化和肺容积变化体现。对于能够配合检查的患者,最大吸气压力和最大呼气压力能反映呼吸肌随意运动时的肌力。此外,动态肺容积即肺功能检查中的通气功能指标、口腔阻断压等参数也可用于评价呼吸肌肌力与呼吸控制能力。对于部分躯体运动功能良好,能耐受一定运动强度的脑卒中合并冠心病患者,则可开展运动负荷试验(如心肺运动试验、6MWT 等)对其有氧运动能力进行评价。

二、呼吸功能康复训练的基本原则

脑卒中合并冠心病患者呼吸功能康复训练的主要目的是增加吸气肌的肌力和耐力,提高咳嗽能力,改善睡眠呼吸暂停低通气现象,进而增强心肺适应能力,改善生活质量。

开展脑卒中合并冠心病患者呼吸功能康复训练的一般原则包括以下几个方面。

(1) 尽可能在安静的环境中进行训练(背景轻音乐为宜)。

(2) 充分向患者说明呼吸训练的目的和合理性。

(3) 指导患者尽可能地保持全身放松的体位:开始采取膝屈曲的仰卧位,使腹肌放松。适时选择坐位、立位等其他肢位进行治疗。

(4) 对患者的日常呼吸方式进行观察评定。

(5) 对患者进行放松技术的指导,主要是针对胸廓上部、肩胛带肌的放松。

三、呼吸功能康复训练的注意事项

注意事项包括:

(1) 对有呼吸困难的患者,首先考虑辅助呼吸法和氧气吸入,维持呼吸通畅。

(2) 不要让患者努力地呼吸,呼气时必须有意识地放松,若努力呼气,易引起气管内的气流紊乱,增加气道阻塞,易诱发支气管痉挛。

(3) 训练开始时不要让患者长呼气,这是导致呼吸急促的原因。

(4) 吸气初期不要让呼吸辅助肌收缩。

(5) 为了避免过度的换气,做 3~4 次深呼吸练习即可。

四、呼吸功能康复训练方法

传统呼吸功能训练的方法有吹气球训练、腹部放置沙袋训练、深呼吸训练和呼吸训练器训练等。现代呼吸训练法主要是肺部物理疗法(用物理方法或逆转其所导致的病理过程的治疗方法),包括体位引流、胸部叩拍、辅助排痰和徒手呼吸功能训练等。

(一) 缩唇呼吸

1. 定义 缩唇呼吸指的是,吸气时用鼻子,呼气时嘴呈缩唇状施加一些抵抗,慢慢呼气的方法。

2. 方法

(1) 吸气时用鼻子。

(2) 呼气时,缩唇轻闭,慢慢、轻轻地呼出气体。

(3) 吸气和呼气的比例在 1∶2 进行,慢慢地使吸气与呼气比例达到 1∶4。

(二) 腹式呼吸

此呼吸法的目的是使横膈的活动变大,胸锁乳突肌、斜角肌等呼吸辅助肌的活动减少,从而使每次通气量、呼吸效率、动脉氧分压上升,使呼吸频率、每分钟通气量减少。

1. 仰卧位的腹式呼吸

(1) 操作:让患者髋关节、膝关节轻度屈曲,全身处于舒适的肢位。患者把利手放在腹部上,另一只手放在上胸部,此时治疗师的手与患者的手重叠放置,进行缩唇呼吸。患者保持精神集中,在吸气和呼气时感觉手的变化。患者吸气时,治疗师发出指令让患者放置于腹部的手轻轻上抬,治疗师在患者呼气结束时,快速地徒手震动并对横膈膜进行伸张,以促进呼吸肌的收缩。此训练是呼吸系统物理治疗的基础,要对患者进行充分的指导,训练的时间为每次 5~10 min,训练的效果随次数增加显现。

(2) 要点:①把握患者的呼吸节律。呼吸训练失败的主要原因是患者的呼吸节律被打乱,特别是指导者对呼吸训练不熟练时,不注意患者的呼吸节律,只用自己的节律指导训练,可加重患者呼吸困难程度。所以在训练开始的时候,顺应患者的呼吸节律进行呼吸指导十分重要。②开始时不要进行深呼吸。在开始时期指导患者进行集中精力的深呼吸,可加重患者的呼吸困难。③了解横膈的活动:横膈在吸气时向下方运动,腹部上升。了解横膈的运动,易理解腹式呼吸。④指导者应从患者的斜角肌的收缩来观察患者的呼吸类型。⑤可使用姿势镜等视觉反馈让患者进行自我训练。

2. 坐位腹式呼吸

(1) 操作:坐位的腹式呼吸的基础是仰卧位的腹式呼吸。患者采用的体位是坐在床上或椅子上,足跟着地,让患者的脊柱伸展并保持前倾坐位。患者一手放在膝外侧支撑体重,另一手放在腹部。治疗师一手放在患者的颈部,触及斜角肌的收缩;另一手放在患者的腹部,感受横膈的收缩。

(2) 要点:①在座位的前面放置一面镜子,让患者通过观察理解自身的呼吸辅助肌的活动。②让患者在可能的最大限度内取前倾位,并保持平衡。

3. 立位腹式呼吸　手法:患者用单手扶床栏或扶手支撑体重。上半身取前倾位。治疗师按照坐位腹式呼吸指导法指导患者训练。

4. 平地步行时腹式呼吸

(1) 操作:把呼吸类型与行走步数相协调相一致起来的训练法。训练的目的是使患者在快速行走、长距离行走时也不出现呼吸急促。

(2) 要点：①先从短距离开始。②不要快速行走，采用尽量不出现呼吸急促的步行方式。

(三) 强化呼吸肌的训练

1. **目的**　改善通气功能；改善呼吸急促的状态；改善运动能力。

2. **方法**

(1) 腹部负荷法：在腹式呼吸（吸气时）对抗腹部膨隆加以重物抵抗，使横膈膜运动的方法。可采用患者膝立仰卧位，上腹部可放1个沙袋，沙袋的重量以能够完整做10次腹式呼吸的负重量作为负荷的确定值。这也是横膈膜10次反复最大的收缩，称为10RM。以增强肌力为目的的训练设定为10RM的50%、75%、100%，每个做10次，合计3组共30次。以耐力为目的的训练设定负荷的35%~75%，做10~15 min。

(2) 利用呼吸训练器增强呼吸肌法：呼吸训练器具体可分为增强吸气肌和呼气肌两种。前者也称为强制呼吸训练法。强制呼吸训练器的特点是：在吸气时施加抵抗，具有提高吸气肌的抵抗的构造，吸气时的气流量可通过视觉的反馈观察，可提高患者训练的意愿。增强呼气肌方法的特点是：机械性地增加无效腔，具有在呼气时施加抵抗的构造。

(四) 体位排痰技术

排痰法是去除呼吸道中分泌物的方法，其目的是为了净化呼吸道改善肺通气，去除气道上的分泌物的滞留，减轻空气在气道中的流通障碍，减轻细菌的繁殖。痰含有气道中流动空气带来的尘埃和细菌，可随纤毛的摆动排出体外。有效地进行排痰法有助于纤毛的摆动、痰的咳出。体位排痰技术包括体位引流、叩打、压迫和振动,以及分泌物的清除等环节。

1. 体位引流、胸部叩拍　　体位引流的部位主要取决于病变的部位,使肺部某一病变的肺段向主支气管垂直方向引流。体位引流是依据肺、气管和支气管的解剖位置而定。治疗师为了防止吸入患者咳出的飞沫,应用不同站立的位置并确定患者的卧位的朝向,患者咳出的痰应吐在痰杯中,注意观察痰的性质和痰量。尽可能地让患者的体位舒适放松,随时观察患者的脸色与表情。

胸部叩拍是指,在患者卧位引流时,治疗师双手使用空心掌,由下而上、高频率、有节奏地叩背部和双侧腋下,叩击同时鼓励患者努力咳嗽,以除去支气管内的分泌物。也可利用震动排痰机探头振动胸肺部,给予振动功率 15~30 W,每侧 3~5 min。

(1) 此技术的适应证:

1) 由于身体虚弱(特别是老年患者)、高度疲乏、麻痹或有术后并发症而不能咳出肺内分泌物者。

2) 慢性气道阻塞、患者发生急性呼吸道感染及急性肺脓肿。

3) 长期不能清除肺内分泌物,如支气管扩张、囊性纤维化等。

(2) 体位引流技术的禁忌证:

1) 疼痛明显或明显不合作者。

2) 明显呼吸困难及患有严重心脏病者。

3) 年老体弱者。

(3) 叩击与振动的禁忌证:

1) 近期曾发生急性心肌梗死。

2) 近期曾发生脊柱损伤或脊柱不稳定、肋骨骨折。

3) 咯血,除非出血原因是支气管扩张造成的急性感染。

4) 严重骨质疏松。

2. 咳嗽训练　　主动咳嗽是指患者深吸气后短暂的屏气、收缩腹肌,增加胸膜腔内压,然后用爆发力把痰液咳出。对呼吸障碍患者,可采用刺激咳痰法,即治疗师将拇指放于患者胸骨上窝,由左向右滑动按压刺激气管使患者能有效咳嗽。

3. **辅助排痰** 深呼吸运动及有效咳嗽能使肺部充分充气,帮助肺泡和气道中微小分泌物排出体外,避免痰在肺内堆积,有利肺部扩张,增加肺活量,增进肺功能。若分泌物潴留在呼吸道,可使末梢肺泡呈虚脱状态而产生肺不张。肺不张持续72 h以上会引起感染而转变成肺炎。辅助排痰方法有按压腹部助力咳痰法,即患者深吸气后短暂屏气,在爆发力的同时由治疗师协助按压腹部,以增加胸膜腔内压使痰液咳出。或双手置于下部胸廓及上腹部,令其深呼吸数次,并于吸气后呼气时令其咳嗽,于咳嗽同时两手压迫,压迫1次,在患者咳嗽与咳嗽同时用两手压迫,每压迫1次,令患者咳嗽3次。每天训练2次,每次30 min。

4. **徒手呼吸功能训练** 在常规翻身、拍背、深呼吸训练、协助排痰的基础上,增加的系统的肺部物理治疗包括:腹直肌训练、胸廓活动度训练、肋间肌力训练、肋椎关节训练、松弛肋间肌训练、膈肌活动度调练、肩胛带肌训练等。徒手呼吸功能训练治疗是通过辅助呼气、吸气过渡到抗阻呼气、吸气,由此增加了呼吸肌的力量耐力,提高呼吸肌群功能,并在呼气、吸气训练之前先放松肩胛带及胸腹部肌群。缓解其痉挛,通过手法使上提的肩胛带下压,增加胸廓活动度,提高呼吸效率。深呼吸运动及有效的咳嗽能使肺部充分充气,帮助肺泡和气道中分泌物排出体外,避免痰在肺内堆积,有利于肺部扩张,增加肺活量。增进肺功能,降低感染的发生率。

系统的呼吸训练应贯穿患者康复训练的全过程,且越早越好。治疗师应根据患者的情况为其制订长期呼吸训练计划,并指导家属协助患者,以减少患者病死率,提高患者生存质量。

(撰写:刘功亮 审校:乔 蕾)

第八节 日常生活自理能力训练

一、定义

日常生活活动(activities of daily living,ADL):指人们为了维持生存及适应生存环境而每天必须反复进行的、最基本的、具有共同性的身体活动,即进行衣食住行及个人卫生等的基本动作和技巧。ADL通常分为基础性日常生活活动(basic activities of daily living,BADL)和工具性日常生活活动(instrumental activities of daily living,IADL)。

二、日常生活活动分类

(一) 基础性日常生活活动

BADL包括:①进食。②梳妆。③穿衣。④如厕。⑤洗澡。⑥转移。⑦行走。⑧驱动轮椅。⑨上下楼梯等。

(二) 工具性日常生活活动

IADL包括:①家务处理。②做饭。③购物。④洗衣。⑤服药。⑥使用交通工具等。

三、日常生活活动的训练目的与原则

(一) 训练目的

(1) 维持个体原有的功能性独立活动水平。
(2) 使其重新学习和掌握日常生活活动的技能。
(3) 通过新的、实用的操作方法来解决实际问题。
(4) 在辅助性装置和用具的帮助下,达到最大限度的生活。

(二) 训练原则

(1) ADL 训练需尽早开始。

(2) 解决患者及家属最迫切要求解决的问题,鼓励患者做力所能及的活动。

(3) 根据患者的具体情况,拟定合适的治疗目标,制订适当的治疗方案。对活动进行分解并加以针对性的训练,最后整合为一个完整的动作,并在生活实践中加以应用。

(4) 鼓励患者尽量独立完成所有训练,必要时治疗师给予辅助。

(5) 教导患者使用辅助器具或代偿的方法。

(6) 训练最好在真实的、有家具设备的环境中进行。

(7) 训练应与实际生活相结合,如进食、更衣等。

(三) 注意事项

(1) 活动中需培养和维持良好的姿势与位置。

(2) 应提前让患者理解从事此活动的原因。

(3) 必须确定为患者带来的影响是积极的还是消极的。

(4) 必须考虑到改进和维持功能所采用的活动与时间。

四、日常生活活动训练

(一) 穿脱衣物训练

1. 穿/脱上衣

(1) 单侧上肢或躯体功能障碍患者穿开襟上衣的步骤(图 4-8-1):

1) 患者坐于椅上或床边,将"上衣"里面朝外,衣领向上置于其膝上。

2) 用健手帮助露出里面的袖口。
3) 将患手穿进相应的袖口。
4) 将健侧手和上肢穿进衣袖。
5) 沿患侧上肢拉上并挎到健侧肩和颈部。
6) 患者用健手抓住上衣的后襟将其拉开展平。
7) 整理上衣使其对称并使纽扣对准相应的扣眼。
8) 稳定纽扣边缘,用健侧手拇指撑开扣眼套上纽扣。

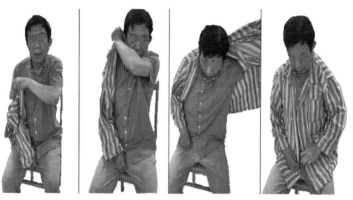

图 4-8-1 单侧上肢功能障碍患者穿开襟上衣训练

(2) 单侧上肢或躯体功能障碍患者脱套头衫的步骤

1) 患者坐于椅上或床边,健手抓住套头衫的后襟,低头将其从头上脱出。
2) 用健手先将患侧上肢脱出衣袖。
3) 摆动健侧上肢将衣袖脱出。

2. 穿/脱裤子

(1) 单侧躯体功能障碍患者穿裤子的步骤

1) 患者坐于床上,把裤子放在身旁健手容易够到的地方。
2) 使用健手将患侧裤腿卷起。
3) 将患侧裤腿穿到患腿脚踝。

4）把健腿裤子穿上并尽可能拉到臀部附近。

5）通过桥式运动将臀部离开床面,把裤子拉过臀部直到腰。

（2）单侧上肢或躯体功能障碍患者脱裤子的步骤

1）患者坐在椅边,解开裤带。

2）通过倾斜身体或将躯干从一侧向另一侧旋转使臀部离开座位,快速将裤子脱到臀部以下。

3）将裤子从腿上脱下,可用以下两种方法之一：①先脱健侧,然后用健足踢下患侧裤子。②用健足踩住裤脚,健手拉起患腿,先脱掉患侧裤子,再脱掉健侧裤子。

3. 穿/脱鞋

（1）单侧躯体功能障碍患者穿鞋的步骤

1）把患脚的鞋子从地上拿起,鞋面向下放在床上或身体旁边的椅子上。

2）将患腿提起交叉放于健腿上。

3）拉开鞋面部分。

4）将患脚"穿进"鞋里,注意脚趾先穿进鞋里,然后是脚掌,再用健侧手指钩上鞋跟。

5）用健手系上鞋带或粘上魔术贴。

6）最后放下交叉的患腿。

（2）脱患脚鞋的步骤

1）解开鞋带（或拉开魔术贴）。

2）用健手帮助患腿交叉于健腿上,脱掉患脚上的鞋子,或用健足蹬掉患足鞋跟再用健手脱下鞋子。

(二) 个人卫生训练

1. 刷牙

（1）打开水龙头,将牙杯充满水后关上水龙头,并将牙杯放在面盆旁。

(2) 将牙刷放在湿毛巾上稳定或利用患手持牙刷,用健手挤牙膏,刷牙。

(3) 放下牙刷,拿起漱口杯漱口。

2. 洗脸(图4-8-2)

(1) 将一条毛巾放入脸盆,打开水龙头冲洗毛巾。

(2) 用健手紧握小毛巾将其拧干或用手将其缠在水龙头上拧干。

(3) 毛巾足够干时,平拿在手掌上,擦脸。

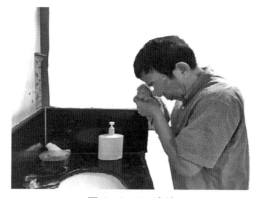

图4-8-2 洗脸

3. 洗澡

(1) 准备完水以后,坐在浴椅或浴缸上的木板上脱下衣服。

(2) 利用浴板移进浴缸。

(3) 抓住浴缸上拉杆移进和移出浴缸。

(4) 在浴板和放在浴缸内的浴椅的帮助下进出浴缸。

(5) 用长柄刷、带圈毛巾和沐浴球等完成擦身。

(6) 沐浴液擦完身体后冲洗身体。

(7) 用另外一条干毛巾或海绵擦干身体。

(8) 坐在刚才脱下的衣服上,擦干臀部。

(9) 从浴室出来,安全地坐下,穿上放在床上的衣服。

(三) 进食训练(图 4-8-3)

(1) 体位:坐位或半卧位。

(2) 用防滑垫或患手稳定碗或盘子,患侧上肢放于桌上,可较好地稳定肘部,有助于患手握住碗,或借助身体使碗更加稳定。

(3) 健手借助刀叉或勺,从碗里拿起食物,如有可能,可训练患者使用患手。

(4) 进食训练时,应使患者放松,避免发生呛咳。

(5) 吞咽时,口腔塞饭或呛咳,提示可能存有吞咽障碍,需治疗师立即处理,并做相关评定。

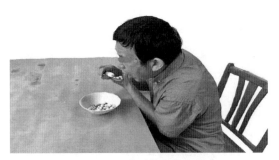

图 4-8-3　患手使用勺子进食

五、适应证

各类疾病恢复期及后遗症期。

六、禁忌证

各类疾病急性期。

(撰写:范　利　审校:乔　蕾)

第九节 传统康复治疗

大量的研究表明,中医中药、针灸、推拿等治疗措施具有调节脏腑阴阳失调,改善中枢神经系统功能的作用,对于脑损伤后功能重塑有积极的作用。其传统康复疗法包括:中药内服、中药注射、中药熏蒸、针灸推拿、打太极拳、传统的健身气功等。

脑卒中后大部分患者遗留有肢体功能障碍,导致脑卒中后患者长期缺乏运动而致脏腑衰退,从而导致心肺功能的降低。心肺功能是能量代谢过程和生理互动的保证,与脑卒中后患者的康复密切相关。研究表明,传统康复训练可有效改善中老年人的心肺功能。然而,传统康复训练对脑卒中患者心肺功能的疗效尚不明确。

一、适应证和禁忌证

适应证:生命体征稳定,无明显心绞痛,安静心率<110次/min,无心力衰竭、严重心律失常和心源性休克,血压基本在正常范围,体温正常。最早在心脏病发作或心脏不同介入术后的第2天即可开始。

禁忌证:不稳定性心绞痛,存在有血流动力学不稳的症状和体征,包括血压异常,严重心律失常或心力衰竭或心源性休克等;严重并发症,包括体温超过38℃,急性心肌炎或心包炎、未控制的糖尿病、外周血管血栓形成或栓塞,脑血管意外,术后切口愈合不良等;出现新的心电图缺血性改变;患者对康复治疗不理解或不合作。

二、传统功法在脑卒中合并冠心病康复中的运用

（一）打太极拳在脑卒中合并冠心病康复中的应用

打太极拳是一种身心放松、有韵律性的有氧运动，在运动过程中要求心静神宁，意注庄中，心静神宁；松静自然，呼吸均匀，全身自然放松。吸气时，动作为合，气沉丹田；呼气时，动作为开，气发丹田。在站姿上保持虚灵顶颈、沉肩坠肘。打太极拳通过形体导引，将意、气、形结合成一体，使人体的精神、气血、脏腑、筋骨均得到濡养和锻炼，达到"阴平阳秘"的平衡状态，长期坚持打太极拳，可以舒筋活络、调节气血、延缓五脏六腑的衰老。心肺功能的改善可以通过多种运动训练形式，然而，脑卒中后患者遗留有运动、认知等功能障碍，也会表现心肺功能的不适应性。

（二）八段锦在脑卒中合并冠心病康复中的应用

八段锦属于中低强度的有氧运动。潘华山研究认为，通过1年的八段锦练习，可以有效帮助老年人提高每搏输出量、心指数、心输出量、血管弹力扩张指数和血管顺应度。健身气功八段锦能使心泵力代偿性增高，心肌收缩力增大，心输出量明显增加，缓解心脏压力；帮助改善血管弹性，提高肺循环功能。

刘润等认为，冠心病患者通过有氧运动的锻炼，其有氧工作能力提高，可能是因为机体对中低强度的有氧运动产生了适应，机体血液循环系统运输氧气的能力和肌肉组织细胞利用氧气的能力有所提高，心肌耗氧量降低。有氧运动可以增大肺活量和最大肺通气量，进而使机体能够快速适应不同因素造成的急性状态，提高机体运动耐力。八段锦练习中需要呼吸与动作密切配合，加深呼吸，放缓呼吸频率。这样有利于加大膈肌升降幅度，提高肋间外肌的伸展，从而使胸腔和腹腔的体积增大，使各脏器在体内有一定的挤

压作用,对于血液循环具有极大的促进作用。八段锦对人体气血经络、五脏六腑进行整体调节,同时对肌肉耐力和躯体柔韧性、呼吸肌群进行锻炼,是机体内外全面调养的健身功法。在心脏康复训练中,八段锦体现了中国中医学的精髓,通过人体自身的意念控制、姿态调整和呼吸配合,使身心整体协调发展。传统养生功法讲究"形与神俱",强调呼吸与动作相互配合与统一,强调人的主观能动性的发挥,有意识的自我控制心境、生理和肢体运动,起到增强体质、提高机体功能、防病治病的功效。

(三)六字诀在脑卒中合并冠心病康复中的应用

作为传统功法,六字诀特别适合冠心病患者练习,可改善冠心病患者心肌收缩力,提升心脏储备,改善心室和冠状动脉的双重结构。有关学者也通过临床研究进一步探讨了六字诀改善冠心病患者心肺功能和抑郁状态的疗效和作用机制。比如郑信团等研究结果显示,六字诀在调理五脏六腑的同时,也会改善患者抑郁的精神状态。周红梅等研究结果显示,练习六字诀具有改善患者身体形态、身体素质、生理功能及血脂作用,进而提高患者的心脏功能。

(四)五禽戏在脑卒中合并冠心病康复中的应用

伯高等对 84 例中老年人进行五禽戏干预研究,结果显示,实验组通过五禽戏练习能使中老年人心泵力代偿性增高,搏血量增多;能有效改善血管的弹性状况,增加血容量,改善血液的浓度和流动速度,促进心脏康复。覃刚的研究指出:五禽戏能使心肌纤维变粗,防止纤维化和变性,心肌壁变厚而有力,心瓣膜弹性增加,安静心率变慢,心肌收缩力增强,心输出量增加,心脏的顺应性和心脏泵血能力得到提升,心肌耗氧量降低。有研究指出,《易筋经》通过形体导引,调畅经络气血,促进气的运行;通过筋经、经络的牵拉运动,调节脏腑功能,使心脏主血脉的功能得到强化;通过神意与形气相合,激发全身之气,培补真元,从而达到改善心脏功能,强身健体之功。研究提示易筋经能促进人体的血液循环,增加心肌收缩力,心脏后负荷得到改善,使心脏每搏射血量增高因心脏排空量增大,前负荷得到改善;心肌顺应性、舒张功能增强,从而起到改善心脏功能的作用。

三、基本原则

《素问·经脉别论》指出:"脉气流经,经气出焉。"心主藏神、主血脉,肺主气司呼吸;心与肺同居上焦,心主血而肺主气,心行于血而使肺主呼吸,肺朝百脉,助心行血,使百脉之气血可运行周身,是血液正常运行的必要条件。因此,中医学讲心与肺的联合才可以使身体和四肢发挥正常的生理功能。据报道,脑卒中后患者长期缺乏运动,减少了膈肌的锻炼,膈肌的舒张与收缩能力下降,引起了心肺功能不同程度的障碍,而横隔与腹部肌肉慢性退行性病变则使患者潮气量降低。研究表明,脑卒中患者的呼吸肌力量更弱,最大摄氧量比正常人的更低。脑卒中后,长期缺乏运动,患者会出现肺纤维组织增加、弹性下降,心血管管壁硬化,从而使心肺功能出现不同程度的减退。随着心肺能力的减退,脑卒中合并冠心病患者会出现各种并发症,其发生率高达30%,其中呼吸系统感染为10%。卒中后肺部感染往往会引起其他器官的病变甚至衰竭而致死亡。所以,改善脑卒中后患者的心肺功能尤为重要。

四、注意事项

(1) 年龄(年龄越大,危险性越高);心脏病情(病情越严重,危险性越大);运动强度(运动强度越大,危险性也越大)。

(2) 患者在运动康复期间出现终止运动的不良反应症状及体

征(详见第六章第二节运动监测)应及时终止训练。

（3）选择适当的活动，避免竞技性运动；在感觉良好时运动，感冒或发热在症状或体征消失两周以上才能恢复运动；注意周围环境因素对运动反应的影响；训练应该持之以恒，如间隔 4~7 d 以上，再开始运动时，宜稍降低运动强度。

（撰写：张　颖　审校：王硕硕）

第五章 早期及重症脑卒中合并冠心病患者的运动康复实施

第一节 概述

随着危重症医学进步带来的抢救成功率提高,急性心脑血管事件,如脑卒中、心肌梗死等患者的生存率得到显著的提高。基于疾病严重程度、患者对治疗的反应不同和潜在的病理生理学因素的影响,急重症期可能持续数小时到数月。患者常因高龄、并发症、治疗不良反应和长期卧床制动等原因出现多种身体功能的显著减退,如肌肉萎缩、肌力下降、关节挛缩、呼吸困难、心肺功能减退、情绪障碍和其他医疗相关的生活质量下降等。随着病程的延长,功能减退的程度也越来越严重,尤其是肌肉萎缩、肌力下降引起的体能下降及心肺功能减退会严重影响脑卒中合并冠心病患者的后期功能康复,增加康复治疗的危险性。因此,重症期早期康复介入的重要性越来越受到认可,成为现今关注的热点。重症康复治疗是一个超早期介入的综合康复治疗体系,需要在充分评估患者病情,有效控制原发病及并发症,保证医疗安全的前提下,尽早选用适宜患者的主被动康复治疗技术,从而达到控制脑卒中与冠心病的共同危险因素,减少并发症及失能,激发康复潜能,为后续进一步康复治疗打下良好基础,促进快速康复的目的。其核心内容是运动康复,各种物理因子治疗、手动或机械辅助运动、体位摆放、治疗师手法治疗、呼吸康复技术、中医学康复技术等也是其重要组成部分。

第二节 康复介入时机

虽然,目前缺乏大量的研究表明早期不同介入时机对最终康复效果的影响,但普遍认为康复介入应当尽早。患者入院后24～48 h 内即应完成功能评估,提出问题,确定目标,制订康复计划并确定是否适宜实施,72 h 内制订完成多学科联合诊治和康复方案。一旦患者血流动力学及呼吸功能稳定后,即可立即介入。

进入 ICU/NICU 24～48 h 后,若符合以下标准:①心率>40 次/min 或<120 次/min。②收缩压≥90 mmHg(12 kPa)或≤180 mmHg(24 kPa),或/和舒张压≤110 mmHg(14.7 kPa)。③平均动脉压≥65 mmHg(8.7 kPa)或≤110 mmHg(14.7 kPa)。④呼吸频率≤35 次/分。⑤血氧饱和度≥90%。⑥机械通气吸入氧浓度(FiQ_2)≤60% 或血氧分压(PaQ_2)/FiQ_2<200。⑦呼气末正压≤10 cmH_2O(980.6 Pa)。⑧体温<40℃。⑨在延续生命支持阶段,小剂量血管活性药支持,多巴胺≤10 mg/(kg·min)或去甲肾上腺素/肾上腺素≤0.1 mg/(kg·min)。即可实施康复介入,并根据患者的具体情况个体化实施。即便患者无法进行主动运动康复训练,也应立即给予适宜的各种被动康复治疗并逐步过渡。

急重症期患者的生命体征随病情的变化往往易出现反复波动,并进一步恶化乃至危及生命。为确保治疗安全,出现以下指征的患者应当先暂停康复治疗,具体见表 5-2-1。

另外,当患者出现其他预后危险因素,或有明显胸闷、胸痛、心悸、气急、恶心、眩晕及严重乏力等不适症状,或有未经处理的不稳定性骨折等其他运动系统损失时,也应当暂停康复治疗。

表 5-2-1 暂停康复治疗的生命体征参数

参数	体征
心率	70%年龄的最大心率的预计值<40 次/分或>130 次/分新发的恶性心律失常新启动了抗心律失常的药物治疗或合并心电或心肌酶谱证实的新发的心肌梗死
血压	SBP>180 mmHg 或 DBP>110 mmHgMAP<65 mmHg；新启动的血管升压药或者增加血管升压药的剂量
呼吸频率和症状的改变	<5 次/分；或>40 次/分不能耐受的呼吸困难氧饱和度<88%
机械通气	$FiO_2 \geqslant 0.60 PEEP \geqslant 10\ cmH_2O$ 人-机不同步机械通气改变为辅助或压力支持模式人工气道难以固定维持

第三节 运动康复的适应证及禁忌证

一、运动康复的适应证

及早开展运动康复对促进患者中枢神经功能重建、肢体运动功能恢复、维持心肺功能水平、控制心脑血管疾病危险因素、预防并发症及各种继发性功能障碍、改善情绪及激发康复潜能等各方面有重要的积极作用。患者在达到康复介入时机标准的基础上，符合以下指征的可以进行运动康复。

（1）脑梗死患者神经系统症状稳定（生命体征稳定，症状、体征不再进展）>48 h。

（2）脑出血患者内科治疗症状稳定（生命体征稳定，症状、体征不再进展）>1 周或影像学检查示脑部血肿趋于吸收。

（3）脑出血患者经外科治疗后症状稳定（生命体征稳定，症状、体征不再进展）≥2 周或影像学检查脑部血肿趋于吸收。

（4）蛛网膜下隙出血必须经病因学处理之后，生命体征稳定，症状体征不再进展。

(5) 稳定性冠心病患者。

(6) 患者意识清楚,无严重精神障碍,无颅内高压,无严重和难以控制的高血压、糖尿病,无严重认知功能障碍致不能配合治疗。

(7) 无其他严重并发症,如严重的感染(肺炎等)、糖尿病酮症酸中毒、频发癫痫,无未控制的临床情况(甲状腺功能亢进或减退、肝肾功能不全、风湿疾病急性活动、电解质紊乱、严重贫血)。

(8) 可耐受运动训练者。

二、运动康复的禁忌证

对于合并稳定性冠心病的脑卒中患者,在进行运动康复时必须进行详细的心血管疾病病情评估,以明确是否存在运动康复的相对及绝对禁忌证。

1. 相对禁忌证

(1) 休息时舒张压>110 mmHg(14.7 kPa)或休息时收缩压>180 mmHg(24 kPa)。

(2) 低血压(<90/60 mmHg,12/18 kPa)。

(3) 中度主动脉瓣狭窄(压力阶差 25~50 mmHg)。

(4) 慢性心力衰竭。

(5) 明显精神紧张。

(6) 合并心包炎。

(7) 休息时,ST 下移(>3 mm)。

(8) 没有控制的代谢性疾病,如糖尿病、甲状腺功能亢进、黏液水肿等。

(9) 窦性心动过速>120 次/min(休息时)。

(10) 心电图检查提示有新的梗死。

(11) 室壁瘤或主动脉瘤。

(12) 症状性贫血(血细胞比容<30%)。

(13) 安装固定型心脏起搏器者。

(14) 严重电解质紊乱。

(15) 严重瓣膜疾病。

2. 绝对禁忌证

(1) 不稳定型或进行性心绞痛。

(2) 急性心肌梗死后病情不稳定。

(3) 休息时,舒张压>120 mmHg(16 kPa)或收缩压>200 mmHg(26.7 kPa)。

(4) 不恰当的血压反应(运动中收缩压≥220 mmHg 或舒张压≥120 mmHg),直立或运动引起血压明显变化并伴有症状。

(5) 严重房性或室性心律失常(未控制的房颤,阵发性室上速,多源、频发性室早>15/100 次)。

(6) Ⅱ度或Ⅲ度房室传导阻滞。

(7) 近期发生体循环或肺循环梗死后病情不稳定。

(8) 血栓性静脉炎。

(9) 动脉瘤(夹层)。

(10) 发热,体温>38℃。

(11) 未控制心力衰竭。

(12) 活动性心包炎或心肌炎。

(13) 严重主动脉瓣狭窄(压力阶差>50 mmHg)。

(14) 发绀型先天性心脏病。

(15) 严重肥厚型心肌病。

(16) 严重肺动脉高压。

(17) 严重肝肾功能不全。

(18) 洋地黄类或奎尼丁毒性作用。

(19) 2 h 体重变化±1.8 kg。

第四节　早期运动康复的常用方法

（一）体位摆放

早在 20 世纪 40 年代，体位摆放及训练对早期患者的重要性就已经被提出。渐进直立训练可以模拟健康人体的正常体验，防止长期保持静态体位产生的一系列对心肺呼吸循环功能的不良影响；不仅能增加肺活量和气体交换、刺激自主神经活动预防直立性低血压、降低心脏负荷，还能预防肺炎、促进呼吸机患者成功撤机等。此外，还具有预防软组织挛缩、肌肉痉挛、神经卡压和压疮，促进受累肢体功能恢复，保护弛缓松弛的肢体和关节等多种作用。

实施渐进直立训练时可以先在床上由平卧位逐步向斜倚位、坐位过渡；再通过辅助转移患者至椅子、直立床等设备上进行训练。采用直立床时，可根据患者病情由 30°起始，每天增加 5°，直至完全直立。训练中需注意患者安全，防止跌倒、摔落等发生，尤其是对于过往久坐、缺乏运动及肥胖的患者。对于需要机械通气的患者，条件允许的话，可配备便携式设备及氧气罐，或者使用手推车跟随移动呼吸机等设备。

患者早期的良肢位（又称抗痉挛体位）是早期抗痉挛的重要措施之一，是为了保持肢体的良好功能而将其摆放在一种体位或姿势，是从治疗护理的角度出发而设计的一种临时性体位；能够使偏瘫侧肢体关节相对稳固，是有效预防上肢屈肌、下肢伸肌的典型痉挛模式；同时也是预防以后出现病理性运动模式，早期诱发分离运动等的良好方法之一。它也是可以最早可以实施的康复措施之一，只要患者生命体征稳定，不影响临床急救治疗即可以开展。良肢位的摆放一般建议 2 小时变换 1 次患者的体位，当患者能在床上翻身或主动移动时，可适当改变间隔时间。

（二）被动活动及牵伸

脑卒中早期往往由于受累侧肢体尚处于软瘫期或其他原因导致患者无法自主移动肢体或活动，此时被动活动和牵伸治疗对患者十分重要。研究显示，牵伸治疗能够降低僵直、痉挛和增加肌肉延展性；持续性被动活动（continuous passive motion，CPM）可以预防重症患者因长期制动导致的挛缩。每天 3 次、每次 1 小时的 CPM，较每天 2 次、每次 5 min 的牵伸治疗更能降低重症患者肌纤维萎缩和蛋白流失。实施时，一旦患者满足康复介入条件，如无特殊禁忌即可立即实施。牵伸治疗主要通过治疗师进行人工操作，CPM 可利用专门的床边设施进行，如无相关设备可由治疗师人工治疗，每日 3 次，每次每关节至少重复活动 5~10 次。

（三）低频电刺激治疗

低频电刺激治疗可以在重症患者极早期时即能被应用，通常早于患者的被动运动训练。当患者因软瘫期原因无法主动收缩肌肉时，神经肌肉电刺激常用于预防肌萎缩，可维持和提高选定的下肢肌肉肌力和耐力，以及全身运动耐力。另外，NMES 对心肺功能也有提高的作用，但不宜使用在出现痉挛和肌张力增高的部位。功能性电刺激可以促进脑卒中患者的肢体运动功能恢复，尤其是对预防足下垂、肩关节半脱位等有良好作用。近年来，新一代的对侧功能电刺激对促进瘫痪肢体运动恢复作用更优。若患者出现肌张力增高、痉挛增强，可使用痉挛肌电刺激，能够起到一定降低肌张力、缓解痉挛的作用，配合牵伸治疗技术效果更佳。需要注意的是，对于置入心脏支架、起搏器或者除颤仪等设备的患者，应当在远离心前区部位进行低频电刺激治疗。

（四）呼吸康复技术

急重症患者呼吸康复治疗的主要目的是促进气道廓清、提高氧合作用、增加肺活量、减少呼吸做功、提高呼吸肌功能、促进恢复自主呼吸和预防呼吸并发症等。它主要包括了体位摆放、膈肌电刺激等理疗、人工或机械膨肺、呼吸道廓清技术、主动循环呼吸技术、呼吸训练及床上运动等。现有的研究证据已经表明，呼吸康复技术可以有效地促进肺泡募集、痰液清除、提高肺顺应性、降低气道阻力、提高气体交换率和减少呼吸机相关性肺炎的发生，且具有很高的安全性。实施时，只要患者生命体征稳定无禁忌，可尽早进行体位摆放、膈肌电刺激和胸壁震颤叩击等；当患者意识清醒、具备一定活动能力和无严重言语认知功能障碍时，可以进行呼吸训练、主动呼吸循环训练、咳嗽训练等。训练时，应当注意避免增加患者心肺功能负担并在心电和血氧饱和度监护下进行，以确保患者安全。

(五) 神经肌肉促进技术

神经肌肉促进技术是将神经生理学和神经发育学的基本知识运用到运动疗法的基本操作中，以治疗神经、肌肉，特别是中枢神经系统损伤引起的运动功能障碍，即促进软弱的肌肉和抑制过度兴奋的肌肉，恢复肌肉随意协调收缩能力的一类治疗方法。常用的有：Bobath 技术、Brunnstrom 技术、PNF 技术和 Rood 技术等。急重症期卒中患者多数处于偏瘫的软瘫期，患侧肢体存在肌张力低下、肌肉松弛和无自主运动的状态，在实施各种神经肌肉促进技术时，主要以诱发患肢肌肉主动收缩、诱发正常运动模式、增强肢体控制能力及预防挛缩痉挛等继发性损害和并发症为目标。治疗必须由接受过专门培训的物理治疗师完成，治疗中应当嘱患者避免过于紧张、用力时憋气等，并密切监测患者心率、心电图、血压及血氧饱和度。心率原则上以不超过基础心率 20 次/分，血压上升不超过 20 mmHg 为宜，一旦出现胸闷、胸痛、气短，血流动力学不稳，恶性心律失常，心肌缺血致心电图特征性改变等情况时，应当立即暂停治疗,并视情况给予相应处理。

(六) 运动训练

保持患者充分的运动可以刺激产生许多生理效应,如改善通气、中心及外周灌注、循环、肌肉代谢和敏捷度等；也是良好的预防血液淤滞和深静脉血栓措施。训练大致包含:翻身及床上移动、床上运动、床边坐、站立、踏步、床椅转移、椅上运动及步行等。考虑到脑卒中患者大多存在肢体运动障碍,这些训练应当在确保安全保障下进行,以被动和辅助运动为主,逐渐向主动训练过渡。治疗师应当教会患者正确运用健侧肢体代偿的方法及各种辅助具的使用。

(七) 有氧和抗阻训练

心脑血管疾病具有类似的危险因素和病理过程,急重症患者更因为制动导致运动耐力和肌力的显著下降,有氧运动对控制心血管危险因素和改善患者运动耐力方面的效果已经被大量研究证明,也是冠心病的常规二级预防措施。脑卒中患者可借助主、被动床上踏车或手摇车训练进行有氧训练,训练必须在医学监护下进行,至少包括心率、血压、血氧饱和度和心电图监测。由于早期患者很难完成心肺运动试验或 6MWT 等获得确切的运动强度参数。因此,训练中,原则上以运动时心率增加不超过静息心率 20 次/分,血压上升不超过 20 mmHg 为宜,采用 Borg 主观劳累度评分在 11~12 分为限,训练频率为每周至少 3 次。

抗阻训练能够增加肌肉量、肌力及相关氧化酶的功能,促进肌肉氧摄取和利用能力。对于脑卒中患者,患侧抗阻训练因为可能诱发和加重痉挛,因此,抗阻训练应当在健侧肢体进行,良好的健侧肢体功能有利于患者后期康复及将来生活质量的提高。一次训练通常每组做 8~10 次收缩,每个肌群做 3 组,强度为 1RM 的

50%～70%,2 次训练间隔 48 h。

(八) 传统康复技术

合理运用中医学疗法,如针刺、推拿、中药熏蒸等作为综合康复治疗方案的一部分,可以有更好的疗效。例如,头针能促进脑功能恢复;穴位针刺及电针治疗能促进肢体运动功能的恢复,抑制痉挛、改善心肺功能及情绪等;推拿有助于舒缓患者肌肉酸痛、消除疲劳、改善情绪睡眠等。此类治疗多为被动疗法,如无禁忌可及早介入。

(撰写:王 磊 审校:朱利月)

第六章 脑卒中合并冠心病患者的院内康复管理

第一节 工作流程

脑卒中合并冠心病患者的运动康复流程随着疾病发展的不同阶段而有所不同。

一、急性期(住院患者康复期)

脑卒中合并冠心病患者急性期多数收住在神经内科或心内科等相关临床科室进行治疗。对有康复需求的患者,需由临床医师申请康复医学科会诊,康复医师在详细了解病史和体格检查结果并作出相关康复评估后,与相关临床科室医师共同制订康复目标(近期目标和远期目标)和康复治疗方案。

在会诊过程中,康复医师需与患者充分沟通,告知患者康复治疗的重要性及必要性,与患者一起商讨并选择康复治疗方案,取得患者同意后让其签署知情同意书。

康复治疗方案确定后开具康复处方及医嘱,由各康复治疗师、康复护士执行。

康复治疗一定阶段后,康复医师需再次对患者进行康复评定,根据患者病情调整康复治疗方案,并决定是否转入康复病房或下一级康复治疗机构或出院后至门诊继续康复治疗。

二、稳定期(出院早期)

患者经急性期康复治疗及临床治疗、症状相对稳定后,将在康复病房或门诊或专业康复机构继续进行康复治疗。

康复治疗前,首先由康复医师进行康复评定,根据评定结果设定康复目标及康复治疗方案,开具康复处方后由各康复治疗师执行。

康复病房或专业康复治疗机构需每周举行一次康复小组会议,共同讨论,及时调整康复治疗方案。

康复治疗中需密切观察病情,若出现新的临床问题或原有病情加重,及时转回相关临床科室。

经康复医师评估后,根据患者的功能状况及生活自理能力决定将患者转入社区或回归家庭。

三、恢复期(长期维持与随访期)

该期主要是让患者维持已经形成的健康生活和运动习惯。康复医师需与全科医师或健康保健人员联系,确定患者是否需要继续进行康复训练,并明确下次随访时间进行再次评估以利于调整康复治疗方案。

(撰写:刘邦忠　审校:李　擎)

第二节　运动监测

为保证脑卒中合并冠心病患者进行安全、有效的运动康复,不仅要有医务人员的专业指导、制订正确的运动方案,还需针对心脏危险分层的中高危患者实施必要的运动心电监护,密切观察患者运动中的表现,在患者出现不适反应时能正确判断并及时处理,还要教会患者识别可能的危险信号。

对急性期的脑卒中合并冠心病患者,开展早期的运动康复时,既要监测心脏功能指标,又要在治疗过程中随时观察患者的神志意识、生命体征的变化,全面重视患者脑卒中危险因素与并发症的监控与防治。更为重要的是,依据《脑卒中合并稳定性冠心病运动康复专家共识》的危险分层对其进行运动康复的危险度评估。

一、运动监测内容

虽然脑卒中合并冠心病患者在进入运动康复治疗之前已经进行综合评定,但是在患者每次运动康复治疗前,其临床症状还是可能发生变化。而依据综合评价的危险分层不可能分辨出所有患者运动相关事件的危险,在运动环境和运动模式发生变化时,仔细观察患者在运动中的反应和临床症状变化是尤为重要的。因此,脑卒中合并冠心病患者运动康复前,应首先完成综合康复评定与危险分层,制订个体化的运动康复方案(包括运动康复项目、运动的部位、运动强度、运动时间、运动频次),实施时则依据《脑卒中合并稳定性冠心病运动康复专家共识》的危险分层。低危患者进行运动康复治疗时无须医学监护,中危患者可间断进行医学监护,高危患者需严格、连续的心电及血压等医学监护;对于部分低、中危的稳定性患者,可酌情使用心率表和指脉氧监测心率和血氧饱和度。

在运动康复开始前、运动康复过程中及运动康复结束后的全过程中,需进行生命体征监测和必要的心电监测、自觉疲劳度评价,以最大限度降低运动相关事件的发生。

（一）运动康复治疗前的监测内容

在每次运动康复前，医务人员应了解患者近期健康状况的变化，记录病史、症状（类型和程度）及疾病发作的诱因和规律有无变化、各类检查的结果，以及各类急慢性疾病、并发症的诊治与康复进展状况。

每次运动康复前的常规检测包括：患者上次就诊、治疗和（或）运动康复后的病史；询问并记录综合评估后或上次运动以来，偏瘫肢体活动情况、有无胸痛、心悸、气促、水肿与疲劳，静息与活动时的心率变化，体重、血压、心电图、用药情况〔包括是否用药、药物调整（特别是影响心室率药物）情况〕、血糖水平、认知水平评价。无论上述内容是否出现变化，医务人员都要将监测内容记录在案。

检测并记录运动前患者的生命体征、外周循环灌注情况，新近开展运动康复或增加运动强度的中危患者及所有高危患者的心电监护情况。

运动监测设备：①基本设备：听诊器、血压计、心电图机、便携式快速血糖仪与指脉氧仪。②高级设备：动态血压测量仪、带除颤的心电监护仪、氧代谢监测等。

（二）运动康复治疗中的监测内容

观测并记录各运动项目实施过程中患者的症状、身体反应、心率、心律、脉搏或周围灌注情况、血压、呼吸、自觉疲劳度、血氧饱和度，对新开展运动康复的中危患者、增加运动强度的中危患者及高危患者须在运动中监测心电、血压等。

1. 运动监测需要干预的临床问题

（1）新发心绞痛或疼痛发作方式改变：有胸部不适或心绞痛类似症状（如不典型胸痛、胸闷）的性质、数量，以及频率、持续时间和诱发因素（如体力活动、寒冷刺激、饱食后或情绪紧张等）均应记录在案。运动时出现心绞痛或缺血表现，应记录相应体征、症状（如头晕、血压下降)及体征和症状出现时,运动负荷和心率血压乘积、心电图改变等。

(2)心律失常:监测并记录心律失常的类型、持续时间和频率,包括伴随症状和体征(包括头晕、几乎晕厥的事件、心电图缺血表现),记录运动相关的房性心动过速、室性早搏、室性心动过速、房室传导阻滞、症状性心动过缓等。

(3)心力衰竭:记录心力衰竭加重的表现,如休息或日常活动时气短、水肿、体重增加、活动耐量下降等。

(4)低血糖或高血糖:连续记录运动前或运动后低血糖或高血糖情况及是否有症状。

(5)晕厥或肢体抽搐事件:记录事件发生、持续时间、严重性及血压和心律变化情况。

(6)低血压和高血压:记录运动前、中、后伴随体征和症状的低血压、持续静息高血压或运动时血压过度增高。

(7)运动耐量下降:记录疲惫感、在相同的运动负荷前提下,自觉疲劳度评价增加、不能耐受常规的活动量,以及发生运动引发的血流动力学异常。

(8)抑郁:根据患者情况向其介绍初诊医师,并可能让其向心理专家求治。

(9)间歇性跛行:记录跛行开始、持续时间和严重程度,以及症状发生时的运动负荷。

(10)运动中偏瘫肢体的痉挛变化,与运动后相关的关节、肌肉与软组织疼痛。

2. 终止运动的不良反应症状及体征

(1)心绞痛发作如胸痛,有放射至臂部、耳部、颌部、背部的疼痛。

(2)面色苍白、发绀、出汗过多头昏目眩、共济失调、严重气短、恶心、呕吐、过度劳累、晕厥。

(3)有任何关节或肌肉不寻常疼痛,可能存在骨骼、肌肉的损伤,跛行。

(4) 脉搏不规则、收缩压随运动负荷增加而下降、收缩压＞240 mmHg、舒张压＞110 mmHg。

(5) 室性心律失常随运动发生、频率增加。

(6) ST 段水平或下斜型压低超过 1 mm。

(7) 新出现 Ⅱ 度、Ⅲ 度房室传导阻滞、房颤、室上性心动过速、R－on－T 综合征。

(8) 其他体力活动不耐受的症状及体征。

3. 停止运动后继续观察　特别是停止运动 5～6 min 后,上述症状和体征仍持续,应进一步观察和处理。依据患者症状和体征展开相应干预措施,包括:①不要开始新的运动或突然终止运动。②安慰患者情绪。③将患者放置舒服的坐位或卧位。④吸氧。⑤监测血压和心率/心律。⑥舌下含服硝酸甘油。⑦口服或静脉补糖。⑧建立静脉通道。⑨与医院的胸痛中心联系,给予基本生命支持、高级生命支持。⑩转送到心脏导管室、重症监护病房、急诊部的胸痛中心。⑪在独立康复中心的患者,应转送到有条件的专科医院或综合性医院或就地组织急诊抢救。⑫通知制订方案的主管医师或联系转诊医师并通知家属。

(三) 运动康复治疗后的监测内容

每次按照运动康复方案实施锻炼时,都应安排一定内容和时间的整理活动,以避免因运动突然停止而引起的恶心、头晕、"重力性休克"等呼吸循环系统、自主神经系统症状,注重运动项目结束后的医学监测,包括身体反应、心率、心律、脉搏或周围灌注情况、血压、呼吸、自觉疲劳度、血氧饱和度,有无胸闷、胸痛、呼吸困难、肌肉酸痛、其他不适等。

(撰写:李　擎　审校:杨　坚)

第三节　人员配备培训和场地设施

一、人员配备、培训与管理

（一）人员配备

从事脑卒中合并冠心病运动康复的团队应由具备相关经历的临床医师（康复医学科、心内科、神经科）、护师（士）、心理治疗师、运动康复师、心理治疗师、营养咨询师等组成。

（二）专业培训

从事脑卒中合并冠心病康复的医师需经过康复医学科、心内科与神经内科等专业培训，熟练掌握脑卒中康复与心脏康复的基本技术，并能实施和解释心肺运动负荷试验及应对运动过程中出现的紧急情况，具备对患者进行紧急抢救和心肺复苏的能力。团队负责人必须由高年资主治以上职称的医师担任，其须具备开具运动处方、解释结果、实施心脑血管病急救的能力；运动康复师应掌握心血管专业基础理论、基本知识和心肺康复训练基本操作；护师（士）在完成常规护理操作的基础上，另应掌握应急抢救技能、监护技能和快速静脉开放技能；所有成员均应具备对患者进行基本生命支持能力［心肺复苏术（CPR）认证］、接受如何使用电除颤仪的培训，定期进行心肺复苏和应急抢救演练，每月 1 次，或至少 3 个月 1 次。

（三）组织管理

制订脑卒中合并稳定性冠心病运动康复的评定、训练与急救工作流程，明确各级、各类人员的岗位职责，加强过程管理与质量控制。

1. 康复计划的制订　医师负责病史资料收集、筛选患者,开展运动康复的风险评估、保证患者的心肺测试安全,书写测试报告并制订运动处方。高年资主管医师确认处方后签字,负责召集人员召开康复工作讨论会,完善、调整个体化的康复目标与训练方案。

2. 运动心肺测试　须有专职医师与仪器操作人员在场(对中、高危患者须请高年资医师/心内科医师陪同),护士负责抢救设备、药物的使用与现场管理。

3. 运动训练　运动康复师负责训练设备的管理、实施运动康复训练、及时完成治疗记录与阶段性疗效评定;在运动训练中,当患者发生非预期性变化时,应立即调整或终止训练方案,严密观察患者生命体征并向患者的经治医师报告。

二、工作场地评定与训练设施

开展脑卒中合并稳定性冠心病运动康复的机构应为一级以上综合医院的康复医学科或三级康复医院的神经康复科,同时该机构应已具备开展脑卒中康复与心脏康复的软、硬件条件(包括配备神经康复、心脏康复等专业人员,与之相对应的评价、训练场地与设备)。

(一) 具体要求

1. 工作场地　可因地制宜,至少要 150 m^2,须具备独立的脑卒中运动康复训练区,心脏康复运动试验测试区、运动训练区(可单设或与脑卒中训练区共享)、抢救区、休息区与健康宣教综合区(用于解释运动处方、患者教育和宣传)。如有条件,心脏康复运动训练区可细分为热身准备区、有氧训练区、抗阻训练区、柔韧平衡训练区等。

2. 训练设施　包括用于脑卒中与心脏康复的评估设备、运动监护设备、运动训练设备与急救设备、药品。

（1）评估设备：包括等速肌力测试、平衡测试仪、心肺运动测试仪、运动平板与计算机等，训练场所的墙上要悬挂 Borg 自我感觉疲劳度分级表。

（2）运动监护设备：包括遥测 12 导联心电图监护仪、动态血压检测计、指末氧监测仪。

（3）运动训练设备：包括可升降功能训练床、低中频电刺激仪、肌电生物反馈治疗仪、跑步机、功率踏车、上肢肌群力量训练器、下肢肌群力量训练器、多功能力量训练器、测力计、弹力带、哑铃等。

（4）急救设备与药品：设备包括电复律除颤器、心电血压监护仪、常规抢救设备包（气管插管导管、喉镜、导引钢丝、5 ml 注射器、开口器及牙垫、电极若干、气囊）、管道氧气。药品有肾上腺素、异丙肾上腺素、阿托品、利多卡因、胺碘酮、去乙酰毛花苷、多巴胺、多巴酚丁胺、尼可刹米、洛贝林、5％碳酸氢钠、5％葡萄糖盐水、甘露醇、呋塞米、硝酸甘油等。

（撰写：杨　坚　审校：李　擎）

第四节　急救流程

脑卒中合并冠心病患者的康复治疗有其特殊性。患者因高级中枢的损伤可引起肢体的运动、感觉、平衡，以及认知、语言、吞咽等多种功能障碍，并诱发癫痫、直立性低血压、下肢静脉血栓、肌肉关节疼痛、痉挛及感染、压疮等并发症。这些都不同程度地影响患者参与心脏康复训练的依从性。重度脑卒中的冠心病患者，如有明显的意识、认知、言语、运动障碍或未有效控制的并发症，应以脑卒中的基础疾病和并发症治疗为主,肢体与心脏康复方面应主要强调药物二级预防及被动康复技术的应用;如果脑卒中合并冠心病患者的病情较轻,或经治疗后病情趋于稳定,则可在专门的康复机构中,在专业医务人员指导与监护下,循序渐进地实施肢体、言语、认知与心脏的主动康复,训练的设计需要根据患者的功能障碍情况进行调整,遵循个体化的治疗方案。在脑卒中合并冠心病患者的运动康复中,不可避免地存在心血管病突发及其他风险,以下着重介绍脑卒中合并冠心病患者常见的急性心血管事件的急救处理。

一、心搏骤停

根据 2015 年《AHA 心肺复苏指南》,院内发生心脏骤停的生存链为:监测和预防→识别和启动应急反应系统→即时高质量心肺复苏→快速除颤→高级生命维持和骤停后护理。

患者运动中突发意识丧失时,现场人员立即判读患者反应性,呼叫患者,轻拍患者肩部,同时检测患者的呼吸和颈动脉搏动($5\sim10$ s),确定患者意识丧失、颈动脉搏动和呼吸丧失,立即启动院内急救程序,呼叫值班医师、紧急配置心电监护;呼叫急救小组人员带上除颤仪、抢救车到场,呼叫心内科专科医师到场,同步通知麻醉科准备气管插管;通知家属到场。

在场医护人员立即启动心肺复苏急救程序。安置患者体位:去枕仰卧位,硬板床或垫板,立即行胸外按压,直到除颤仪到达。按压深度为至少胸骨下陷 5 cm,但不超过 6 cm,每分钟 $100\sim120$ 次的速率,按压要让胸廓充分回弹,按压中断<10 s。清理口鼻分泌物,开放气道。每个循环用简易呼吸球囊给予 2 次呼吸。胸部按压与人工呼吸的比例为 30∶2。避免过度通气。

在除颤仪、抢救车到位后,立即为患者接上除颤仪监测器以评估心脏节律,符合指征者给予电击除颤;然后继续按压,完成 5 个循环后,再次判断患者颈动脉搏动或呼吸,恢复后进行高级生命支持,建立静脉通道、呼吸机机械通气、纠正心律失常及药物治疗。对于不可电除颤的异位心律,应尽快使用肾上腺素;对于心电图显示所有 ST 段抬高的患者,以及无 ST 段抬高,但血流动力学或心电不稳定,疑似急性冠脉综合征的患者,联系医院胸痛中心或心内科专科医师,准备进行紧急冠状动脉血管造影。

二、急性左心衰竭

有慢性心力衰竭病史或器质性心脏病史患者有突发急性左心衰竭的风险。最常见的事件是患者出现运动后低血压、高血压、房性和室性心律失常等心力衰竭恶化症状,或患者突然发生呼吸困难、咳嗽并咯粉红色泡沫痰,肺部湿啰音伴或不伴哮鸣音、奔马律;低血压(收缩压<90 mmHg)、四肢皮肤湿冷、少尿[尿量<0.5 ml/(kg·h)]、意识模糊、头晕;喘息、大汗、颜面发绀。此时应立即停止运动。

急性左心衰的抢救流程如下。

(1) 允许患者采取最舒适体位,通常取端坐位,双腿下垂,以减少静脉回流,建立静脉通路。立即床旁行心电图、心肌酶谱、肌钙蛋白、电解质、BNP、D-二聚体、血气分析。

(2) 早期无创监测,包括脉搏血氧饱和度(SPO_2)、血压、呼吸频率、连续心电监测。如 $SPO_2<90\%$,立即鼻管给氧。对病情严重者,应给予面罩给氧,如氧合难以维持,尽早予无创或有创呼吸机辅助通气。

(3) 根据血压情况及是否有瘀血、低灌注状态,使用血管扩张剂、利尿剂、正性肌力药。

(4) 心源性休克的处理:无临床征象提示容量负荷增多的情况

下,首先在 15～30 min 内予生理盐水或平衡盐溶液 200 ml;对于心输出量严重降低导致组织低灌注的患者可使用正性肌力药,包括多巴胺、多巴酚丁胺、磷酸二酯酶抑制剂、新型钙增敏剂等;不推荐常规使用吗啡,但对烦躁不安除外慢性阻塞性肺病、意识障碍、低血压患者,可小剂量、缓慢静脉注射吗啡,也可皮下注射。如使用正性肌力药物后患者仍低血压,可使用血管收缩药物,可予去甲肾上腺素升高血压和增加重要脏器灌注,需加强监护,早期发现心律失常、心肌缺血。

(5) 对于容量负荷过重者,排除低灌注状态可使用利尿剂,如快速利尿呋塞米针 20～40 mg 静脉推注,于 2 min 推完,10 min 内起效,可持续 3～4 h,4 h 后可重复 1 次。

(6) 排除低血压、二尖瓣、主动脉瓣严重狭窄的患者可使用血管扩张剂,如硝普钠、硝酸甘油静脉滴注。

1) 硝普钠:为动、静脉血管扩张剂。静脉滴注后 2～5 min 起效,一般剂量为 10～20 $\mu g/min$ 滴入。根据血压调整用量,维持收缩压在 100 mmHg 左右。用药时密切监测血压,逐渐停药,时间不宜连续超过 72 h。

2) 硝酸甘油:可扩张小静脉,降低回心血量。可先以 10～20 $\mu g/min$ 开始,然后每 10 min 调整 1 次,每次增加 5～10 μg,以血压达到上述水平为度。

(7) 洋地黄类药物:可考虑用毛花苷丙静脉给药。此类药物最适用于心房颤动伴有快速心室率并已知有心室扩大伴左心室收缩功能不全者。首剂可给 0.2～0.4 mg,2 h 后可酌情再给 0.2～0.4 mg。

(8) 氨茶碱:可解除支气管痉挛,并有一定的正性肌力及扩血管利尿作用,可起辅助作用。因会引起低血压,甚至室性心律失常而猝死,目前临床已少用。

三、胸痛

胸痛是指位于胸前区的不适感,包括闷痛、针刺痛、烧灼、紧缩、压榨感等,有时可放射至面颊及下颌部、咽颈部、肩部、后背部、上肢或上腹部,表现为酸胀、麻木或沉重感等。胸痛的病因涵盖多个系统,有多种分类方法,其中从急诊处理和临床实用角度,可将胸痛分为致命性胸痛和非致命性胸痛两大类。致命性胸痛包括 ACS、主动脉夹层、急性心包填塞、急性肺栓塞、张力性气胸等。本章节着重讲述 ACS 致胸痛患者。

如果患者发生胸痛,应立即停止运动,坐下或躺下。快速查看生命体征[包括:神志模糊和(或)意识丧失、面色苍白、大汗及四肢厥冷、低血压(血压<90/60 mmHg)、呼吸急促或困难、低氧血症(SpO_2<90%)],以判断是否需要立即实施急救。若提示为高危患者,需马上紧急处理。在抢救同时,积极明确病因。对于无上述高危临床特征的胸痛患者,需警惕可能潜在的危险性。如患者有发绀或呼吸窘迫,应予以吸氧,保证血氧饱和度(SaO_2)>90%,如休息 1~3 min 后无缓解,舌下含服硝酸甘油 0.5 mg 或硝酸异山梨酯片。立即行 18 导联心电图检查,急诊查心肌酶、肌钙蛋白、凝血功能、电解质、生化、血常规等,并呼叫心内科医师或转送医院胸痛中心。

心绞痛发作时,心电图 ST 段抬高和压低的动态变化最具诊断价值,应及时记录发作时和症状缓解后的心电图,动态 ST 段水平型或下斜型压低≥1 mm 或 ST 段一过性抬高(肢体导联≥1 mm,胸导联≥2 mm)有诊断意义。若发作时,倒置的 T 波呈伪性改变(假正常化),发作后 T 波恢复原倒置状态;或以前心电图正常者,近期内出现心前区多导联 T 波深倒,在排除非 Q 波性急性心肌梗死(AMI)后结合临床也应考虑不稳定心绞痛的诊断。当发作时,心电图检查显示 ST 段压低≥0.5 mm 但<1 mm 时,仍需高度怀疑本病。

胸痛经休息或含服硝酸酯类后好转,心电图未提示 ST 段抬高,如患者非慢性稳定型心绞痛,立即进行 UA/NSTEMI 危险分层。由心内科医师根据心绞痛危险分层决定下一步策略:药物保守治疗或尽快行冠脉介入治疗。患者如胸痛无好转呈持续不缓解,心电图提示 ST 段抬高,立即启动急性 ST 段抬高心梗绿色通道抢救流程。将患者转运至急诊胸痛中心、导管室或冠心病监护病房进行评价与治疗。

四、高血压及高血压急症

如患者在运动过程中,血压监测提示血压进行性升高达 170/100 mmHg,需暂停运动,让患者坐下,5 min 后重新检查血压,如患者血压持续较高,停止运动,通知心内科医师做进一步评估及处理。

如患者突然出现剧烈头痛、头晕、恶心、呕吐、心悸、烦躁不安、视力模糊、皮肤潮红等症状甚至昏迷、抽搐;或出现胸闷、呼吸困难、心绞痛、急性左心衰、半身麻木、偏瘫、失语等症状;血压急剧上升,收缩压超过 200 mmHg 或舒张压超过 130 mmHg 时,需考虑可能出现高血压急症,立即采取急救措施:吸氧、卧床休息,检查并持续监测意识、瞳孔、血压、脉搏、心电等。必要时查头颅 CT。建静脉通道,遵医嘱用镇静、降压、脱水药。控制血压:血压降低不宜过快,使血压逐渐降低至 160/90 mmHg。可选择硝酸甘油针、乌拉地尔针、硝普钠针、尼卡地平静脉微泵。降低颅内压:伴脑水肿者,可用 20% 甘露醇静脉滴注,或呋塞米针静脉推注,以上药物可配合使用。控制抽搐等症状,可选用安定等。

五、心律失常

如患者在运动中出现心悸、无力、头晕、晕厥时,心电监护提示心律失常,立即终止运动,完善12导联心电图快速诊断心律失常类型。检查并持续监测意识、血压、脉搏、血氧饱和度等。如无心电监测者立即连接心电监护,需安装心脏起搏者尽早转送心内科病房治疗。吸氧,保持呼吸道通畅,建立静脉通道。

观察中如发现血流动力学恶化表现,立即通知心内科医师指导处理。如患者为室性恶性心律失常伴血流动力学恶化,需立即在现场进行电复律。

如患者终止运动后心律失常终止,可继续观察,联系主管医师寻找病因。如患者心律失常呈持续性,需立即判断其血流动力学变化。

(一)血流动力学稳定的快速心律失常处理

1. 阵发性室上性心动过速

(1)首选兴奋迷走神经,如深吸气后屏气、颈动脉窦按摩等。

(2)维拉帕米5 mg稀释后静脉缓慢推注(5 min)。

(3)预激综合征合并室上性心动过速,部分或全部经房室旁路下传心室者,禁用去乙酰毛花苷、维拉帕米、β受体阻断剂等,因其可能恶化为心室颤动。

2. 心房颤动/扑动　血流动力学稳定时可予减慢心室率治疗,去乙酰毛花苷0.2～0.4 mg稀释后缓慢静脉注射。如去乙酰毛花苷无效,可用地尔硫䓬5～10 mg,缓慢静脉注射,而后5～10 mg/h静脉滴注。对于大多数心房扑动,去乙酰毛花苷无效者,需用地尔硫䓬。

3. 血流动力学稳定的室速　胺碘酮150 mg,10分钟以上静脉注射,然后以 1 mg/min 维持静脉点滴 6 h,再以 0.5 mg/min 维持静脉点滴。若无效,必要时再以 150 mg 静脉注射 1 次,1 日内最大剂量不超过 2 g。有器质性心脏病或心功能不全者,不宜用利多卡因、普罗帕酮、维拉帕米、地尔硫䓬。

(二) 血流动力学不稳定的快速心律失常处理

1. 血流动力学不稳定室速　立即同步电复律,能量为 200 J。若为无脉室速可非同步 300 J 电击复律。

2. 心室颤动/心室扑动　立即非同步直流电除颤复律,200～360 J。查找并纠正病因或诱因,如电解质紊乱(低钾/低镁)、心肌缺血、洋地黄中毒或致心律失常抗心律失常药物所致。

3. 室上性心律失常血流动力学不稳定　同步直流电复律。房颤 100～200 J,心房扑动 50～100 J。

(三) 缓慢心率性心律失常

心电监护提示,无症状的窦性心动过缓,心率≥45 次/分,无须治疗。可观察到Ⅰ度和Ⅱ度文氏阻滞,查找与纠正病因,一般不需急诊处理。

若患者为缓慢心律失常,如显著性窦缓、窦性停搏、莫氏Ⅱ型或完全性房室传导阻滞,伴头晕、黑矇、晕厥等,立即使用阿托品或异丙肾上腺素提升心率、改善传导,同时通知心内科医师评估有无行心脏起搏器安装指征。

六、呼吸困难

患者如有引起呼吸衰竭的原发疾病,在运动中突然出现呼吸困难、发绀等,立即停止运动,让患者坐下、吸氧、检查并监测生命体征(意识、血压、脉搏、血氧饱和度、心肺体征等)。如果血氧饱和度<94%,2~4 L/min给氧,建立静脉通道,急查血气分析、电解质、血常规、心电图、胸片等;给予改善通气,氧疗,纠正水、电、酸碱紊乱,抗感染等治疗。如氧合难以维持,必要时上呼吸机给予机械通气。如动脉血气分析提示呼吸衰竭,立即通知主管医师、呼吸科医师、ICU医师进行会诊并确定治疗方案。

(撰写:赵莉芳　审校:杨　坚)

第七章 脑卒中合并冠心病的院外康复管理

第一节 社区与家庭康复

对脑卒中合并冠心病患者而言,康复治疗是一个长期的过程,在不同的时期采取一切有效措施可改善肢体功能障碍的受损程度与心肺功能,提高生活质量。近年来,我国大力推进分级诊疗工作意见,强调基层首诊、双向转诊、急慢分治、上下联动的分级诊疗模式,所在区域内综合性医院与社区基层医院可上下联动,双向转诊,合理分工,序贯管理。国内心脏康复专家也指出,综合性医院与社区医院的医师在心脏康复工作中应该合理分工。疾病急性期由三级医院早期介入,尽可能地保存身体功能,挽救生命;疾病稳定期由专科化、专业化治疗,进行心肺功能的定量评估,制订明确的二级预防目标和心脏康复计划,并实施Ⅰ期康复;针对患者的危险分层,低危者的Ⅱ~Ⅲ期康复应至社区卫生服务机构完成。脑卒中康复后遗症期也可在社区卫生服务机构内完成。然而,限于目前医患对心脏康复认知不足、缺乏分级诊疗理念,社区卫生服务机构专业技术水平参差不齐,医疗单位支持度,国家医保政策等原因,需根据实际情况选择不同的形式开展心脏康复工作。

社区与家庭开展康复的目标主要为控制危险因素,以减少脑卒中再发生及急性冠脉综合征及心脏猝死的发生,帮助患者建立自信心,提高患者治疗依从性,并完成从医院到家庭的过渡,以实现患者最高功能水平。

社区开展运动康复的治疗措施包括规范药物治疗、定期门诊随访,保持健康的生活方式、控制体重,掌握有关心绞痛、心肌梗死等急性冠状动脉事件的急救知识,进行康复治疗包括物理因子治疗、有氧运动、肌力训练、痉挛的防治,采取以具体任务为导向的功能性恢复训练等。

一、危险因素管理

(一) 不可干预因素

性别、年龄、家族史、种族,以上因素不再赘述。

(二) 可干预因素

1. 吸烟　吸烟是脑卒中的独立危险因素,已有多项证据表明,戒烟可以降低脑卒中及冠心病的发病率。建议脑卒中合并冠心病患者即刻戒烟。

2. 体重　BMI 理想值应控制在 18.5~23.9。考虑到患者开展适度运动疗法,体重会有不同程度降低,可将 BMI 比值上限控制为不大于 28。对于 BMI 比值>28 的患者,应在 6~12 个月内减重 5%~10%。

3. 血脂　血脂异常的主要危害是增加动脉粥样硬化性心血管疾病(arteriosclerotic cardiovascular disease,ASCVD)的发病危险。而总胆固醇(TC)或低密度脂蛋白胆固醇(LDL-C)的上调表达是引发缺血性脑卒中的重要原因,故对于脑卒中与稳定性冠心极高危患者,调控血脂显得尤为重要,其目标值 LDL-C<1.8 mmol/L(70 mg/dl)。如果 LDL-C 基线值较高,按照现有药物标准治疗 3 个月后,难以使得 LDL-C 降至基本目标值,则可以考虑以降低 LDL-C 至少 50% 以上作为目标值;极高危患者 LDL-C 基线在目标值以内者,LDL-C 仍应降低 30% 左右。

4. 血压　高血压患者的降压目标是：收缩压＜140 mmHg 且舒张压＜90 mmHg。年龄≥80 岁且未合并糖尿病或慢性肾脏疾病的患者，降压目标为：收缩压＜150 mmHg 且舒张压＜90 mmHg。药物可选择钙通道阻滞剂(calcium channel blockers，CCB)、ARB、利尿剂，未达标者可联合使用。

5. 血糖　对于血糖升高的患者，血糖控制目标为 HbA1c≤7%。对于脑卒中合并冠心病患者，HbA1c 可以适当放宽到＜8%。药物治疗首选二甲双胍，以二甲双胍为基础可以采用不同作用机制使用二联、三联疗法。可进行胰岛素注射治疗，对于肥胖患者可以考虑加用二甲双胍。

6. 心率　静息心率是心血管疾病的独立危险因子，控制静息心率目标为 60 次/分。

二、评估

美国心脏协会和美国卒中学会联合发布的指南建议，社区所有脑卒中合并冠心病患者在运动康复治疗前都需要进行完整的临床评估，主要内容应包括以下几个方面：①康复评估，全面进行偏瘫、肌力、肌张力、平衡协调能力的评估，也包括心脑血管危险因素的识别、疾病及其所导致的躯体功能障碍的评估，以及患者进行运动的危险性的评估。②危险因素的管理：包括戒烟、体重管理、血脂管理、血压管理、糖尿病和心率管理。③营养咨询和饮食干预。④体力活动咨询和运动功能评定。⑤心理社会管理：日常生活能力评定，生活质量及情绪、睡眠评估。

三、靶强度

由于社区基层医院条件限制，无设备条件完成运动负荷试验，对诊断明确、病情稳定，无试验禁忌者的运动评估可酌情使用

6MWT方法。对无法完成步行测试的脑卒中患者，其运动康复的靶强度可用经验公式进行保守估算。进行评估时要格外保守，把握适应证与禁忌证，加强运动康复有效性及风险的健康宣教，并注重运动中的监测，包括患者的症状和体征、心率、血压、自我疲劳程度，监测对运动过度症状的管理。行动不便者及病情不稳定者须转诊至综合性医院专科做评估。根据其在运动中出现心血管事件的危险性分层，制订后续诊治方案，包括个体化运动处方、运动训练的进展，决定运动中医务监督的强度。

四、监护

冠心病危险分层为低危患者的康复可考虑至社区卫生服务机构完成，运动的初始训练强度可根据患者的心脑血管事件的住院时间、出院时间和患者在家庭中的运动情况谨慎设定。低危患者运动康复时无须医学监护。对于部分低危患者，可酌情使用心率表监护心率。对那些肢体运动功能差，无法完成器械训练的脑卒中患者，运动康复应以偏瘫康复为主。治疗师可将心脏康复程序灵活融入偏瘫康复中，如在进行主动运动诱发、体位转换、躯干控制能力等训练时，对患者进行呼吸和心率监控，以调整运动强度。为安全起见，在社区康复患者运动康复初期，建议进行医护监测指导，包括患者的症状和体征、心率、血压、自我疲劳程度，监测对运动过度症状的管理。后期，患者已形成运动习惯，其可在家中或社区活动中心等场所自行进行居家康复；需要时，可借助上级具备互联网医疗条件的医疗机构进行定期、定时地运动康复的指导与监测，定期随访且应持续终身。

五、个体化原则

每位患者的运动康复方案须根据患者实际情况制订，即个体化原则；但也应遵循普遍性的指导原则，如每周的运动训练能量消耗应达到 4 184 kJ（1 000 kcal）以上。如患者的运动强度低，可通过适当延长运动训练时间来完成总的热量消耗预定标准。运动场所可为社区医院、社区康复中心、社区活动场所和家里。临床情况发生变化时，运动训练方案应进行调整和修正，必要时及时转诊。

（撰写：曹伟峰　校审：黄璞峰）

第二节　危险信号识别

脑卒中合并冠心病的院外康复包括院外早期康复和院外长期康复。早期康复一般为出院后的 1~6 个月。建议此期由社区医师或通过二级、三级医院远程医疗，每周监测心电图和血压 3~5 次，同时通过询问病史、症状，对患者运动康复危险程度进行持续评估，当临床情况发生变化时，运动训练方案应进行调整、修正。长期康复期的关键是维持已形成的健康生活方式和运动习惯，仍需根据危险评估调整康复训练方案，低危及部分中危患者可继续运动康复，高危及部分中危患者应转上级医院继续康复。

院外康复：低危患者运动康复时无须医学监护，中、高危患者可使用远程心电监护，降低康复中的风险。对于部分低、中危患者，可酌情使用心率表监护心率。同时应密切观察患者运动中的表现，在患者出现不适反应时能做出正确判断并及时处理，还要教会患者识别可能的危险信号。总体而言，运动中有如下症状时，如胸痛，有放射至臂部、耳部、颌部、背部的疼痛；头昏目眩、昏厥；头痛；过度劳累；气短、呼吸困难；出汗过多；恶心、呕吐；脉搏不规则，应马上停止运动。停止运动后上述症状仍持续，特别是停止运动 5~6 min 后，心率仍加快，应进一步观察和处理；如果感觉到有任何关节或肌肉的不寻常疼痛,可能存在骨骼、肌肉的损伤,也应立即停止运动。

一、合并既往有急性心肌梗死患者康复中的危险信号

1. 自觉症状　倘若在更换姿势或运动时出现胸痛、呼吸困难、呼吸过快、头晕目眩、头重脚轻、步伐不稳、恶心、呕吐、脸色发白、冒冷汗、发绀、末梢循环不良、自觉很累无法再运动、心律不齐(心悸感)。

2. 心率　心率超过 120 次/分或超过以前心率 40 次/分。

3. 收缩期血压　血压上升>5～10 mmHg 以上或降低 10 mmHg 以上。

4. 远程心电图　ST 段降低>0.2 mV 或心肌梗死部位 ST 段显著上升。

5. 远程心电监测　严重心律失常,如频发室上性心动过速、快速房颤、频发多源室性早搏、短阵室性心动过速、Ⅱ度以上房室传导阻滞、窦性停搏。

以上危险信号出现时,应立即减缓活动强度或停止目前的活动,必要时转诊上级医院。

二、经皮冠状动脉介入治疗术后患者康复中的注意事项

脑卒中合并经皮冠状动脉介入疗法(PCI)术后患者在院外行康复治疗的风险主要来自心血管事件。症状限制性心肺运动试验对人体的客观定量评估,使运动康复的安全性得到提升。运动康复前进行一般功能评估、运动风险评估、运动耐量评估、心理评估,并对每位患者进行危险分层。院外家庭康复仅适合低危患者(经过 3 月后稳定期康复)、中高危患者(经过监护下的稳定期院内康复)。需注意以下几点。

（1）运动过程中自测心率、血压，指末氧饱和度。一般运动量以达到目标心率或较静息心率增加 20 次/分钟为宜；运动中收缩压不升或降低≥10 mmHg，血压过高，收缩压≥220 mmHg 均视为危险信号；呼吸困难、指末氧饱和度下降应引起注意。

（2）症状：出现典型心绞痛症状；随运动而增加的下肢不适感或疼痛。

（3）其他明显症状和体征：呼吸困难、面色苍白、发绀、头晕、眼花、步态不稳、运动失调、缺血性跛行。

（4）如为高危患者，远程心电监护提示：运动中出现 ST 段水平型或下斜型下降≥0.15 mV 或损伤型 ST 段抬高≥2.0 mV；出现恶性或严重心律失常，如室性心动过速、心室颤动、R－on－T 室性早搏、室上性心动过速、频发多源性室性早搏、心房颤动等，需重新评估、修改运动处方，必要时转诊上级医院，评估是否进行心源性猝死的一级预防，如植入型心律转复除颤器。

（5）目前已使用双联抗血小板药物治疗 PCI 术后患者，运动中应避免外伤；使用他汀类药物调脂患者，需区分运动性抑或药物性肌肉损伤；使用钙通道阻滞剂、硝酸酯类药物患者，需防止低血压或直立性低血压。

三、冠状动脉旁路移植术后患者康复注意事项

大量循证医学证据表明，冠状动脉旁路移植术后（CABG）术后患者接受心脏康复治疗可明显减少心血管事件的发生。脑卒中合并 CABG 术后患者在术前更需加强呼吸功能训练。患者出院前需评估其心肺功能状况，制订个体化的运动处方。低危患者可无须行医学监护；中高危患者建议远程连续心电、心率监护。同时应警惕需暂缓运动康复的情况，如不稳定型心绞痛、心功能Ⅳ级、未控制的严重心律失常和严重高血压。具体危险信号可参考合并 PCI

术后患者康复注意事项。

四、合并有慢性心功能不全患者康复中的危险信号

1. 心脏功能和形态学检查　危险信号不只是通过患者主观感觉或医师问诊得知,另一些危险信号是凭借仪器客观检查得知,如果有多重危险信号,必然提示心脏疾病进展的风险升高。在开展和实施康复时,必须充分评估运动的风险和获益比,权衡利弊,以确保安全性和有效性。

(1) 心脏超声检查:对冠心病心肌梗死后的患者,LVEF 减低的程度可大致反映左心室瘢痕的大小和负荷,是目前预测心脏性猝死(SCD)风险最重要的指标。LVEF 是目前广泛采用的最重要的危险分层指标。至今为止,在所有采用埋藏式心脏转复除颤器(ICD)预防 SCD 的临床试验中,LVEF 显著降低(低于 30%～40%)均作为入选患者的主要指标。这些临床试验的结果证实了,对于 LVEF 显著降低的缺血性和非缺血性心脏病患者,ICD 能有效地预防 SCD。

(2) 心脏 MRI 检查:心脏 MRI 通过延迟显像增强技术可显示心肌纤维化和瘢痕其空间分辨率优于单光子发射计算机断层成像术(SPECT)和正电子发射断层摄影术(PET),且不受血流灌注影响。MRI 测定的心肌瘢痕负荷对 SCD 具有较好的预测价值,在目前临床研究中应用较多。由于这类技术自身的局限性,如分辨率、重复性等问题,以及受费用较贵、耗时较多等因素的制约。目前在临床实践中,这类用于判断心脏瘢痕负荷的检测手段并未作为常规检测方法用于 SCD 的危险分层。

(3) 用于危险分层的其他方法:非持续性室性心动过速(NSVT)和频发的室性期前收缩对 SCD 预测有一定价值。创伤性电生理检查时采用心室程序刺激诱发持续性室性心动过速(VT)或心室纤颤(ventricular fibrillation,VF)预测 SCD 的阳性预测价

值较高,而阴性预测价值较低。对陈旧性心肌梗死患者,如果出现晕厥、近乎晕厥或心悸症状,推测可能与室性心律失常有关,应推荐电生理检查,若能诱发出持续性单形性 VT,应植入 ICD 积极预防。

2. **临床危险信号**　低功率运动负荷出现不稳定心绞痛、呼吸困难、疲乏和虚弱、头痛、失眠、记忆减退、焦虑、精力不集中、夜尿增多、体重增加(1～3 天内体质量增加超过 1.8 kg)等症状。运动时收缩压过高或降低;休息或劳力时出现复杂性室性心律失常或新出现房颤、房扑、Ⅲ度传导阻滞;仰卧位时,静息心率≥100 次/分钟;不易控制的糖尿病、急性全身性疾病和发热、下肢阻塞性动脉硬化。对于有以上危险信号的患者要及时检查识别、治疗。

(撰写:赵莉芳　审校:洪　怡)

第三节　远程监护

脑卒中合并稳定性冠心病患者在院外进行康复训练时,可以利用现代计算机及通信网络技术,进行远距离心电信息采集、传输,实行远程心电监护。目的是指导康复运动顺利进行,及时发现严重心肌缺血及各种心律失常,防止在运动康复时发生心血管事件,为后续治疗提供宝贵资料。

一、远程心电监护的作用与优势

(一) 远程心电监护的作用

(1) 利用现代通信技术,对社区医院、医疗站点和家庭病床患者进行远程心电监护、心电危机值报警,实行远程心电图诊断或会诊，为后续救治提供依据。

(2) 将患者心脏康复训练与监护从医疗机构延伸至社区、单位与家庭，提高医疗资源利用效率，提高心脏康复的安全性。有利于医疗机构缩短平均住院日，让患者尽早地回归家庭与社会。

(3) 为具有冠心病高危因素的亚健康人群提供运动时远程心电监护，提前发现其心脏疾病的早期病理改变，达到早预防、早干预目的。

(二) 远程心电监护的优势

(1) 在远程心电监护下，心脏康复在患者熟悉的社区、工作单位乃至家庭环境中进行，有助于减少患者心理压力，提高治疗依从性、便捷性和持久性。

(2) 拉近医师和患者之间的距离，实时为脑卒中合并稳定性冠心病患者提供运动康复训练的医疗咨询、生命体征监护与运动指导，最大限度减少患者就医或医务人员下基层的路途奔波，节省过程中的时间耗费。

(3) 通过互联网及智慧医疗平台，积累患者运动乃至平时工作、生活中的大数据，为今后拓展慢性病防治、普及远程心脏康复技术、智慧医疗工具及软件的开发与应用提供坚实的基础。

二、远程心电监护系统的架构

(一) 心电信息采集设备系统

心电信息采集是通过带有信息录入或者患者健康信息采集功能的设备终端，将业务数据采集并传输到系统平台上。采集终端主要包括多功能腕表、便携式智能设备和各类专业健康检测设备三大类。

(1) 多功能腕表为实时监测设备，除了具有一般手机的功能外,还定制了很多针对老年人安全和健康监护的特别功能,如 GPRS 定位、一键紧急呼救等。

(2)便携式智能终端,如 24~72 h 心电监测设备,能实时监控患者的心脏情况并通过移动网络将数据实时传输到心电监测中心。

(3)一体化健康检测设备,其检测指标涵盖了体重、血压、血氧、脉率、体温、心电、心率、心血管及脂肪等多个方面。检测设备通过 WiFi、4G 网络将检测数据上传至监测中心。

(二)远程心电服务平台

远程心电服务平台包括远程心电监护中心系统、远程心电信息采集系统和远程医师康复指导终端。其中远程心电监护中心为患者提供运动与生活中的心电监护。服务平台的专职医务人员负责对患者进行运动前评估、信息采集、运动处方的制订、运动时的管理与指导,以及患者随访与健康管理。通过远程心电服务平台,医院向远程患者提供心电监测和诊断服务,也可以通过该系统向其他医疗机构提供远程医疗诊断及实例化教学等服务,使医院优质资源进一步发挥作用。

(三)物联网技术

物联网技术是由互联网衍生而来,其核心技术是通过传感器采集物件信息,通过互联网进行信息数据传输,再通过云计算平台等大型计算系统进行处理,最终面向业务提供有用的服务方法的一种手段。

通过物联网与数字化心血管医疗技术相结合,将数字采集的结果通过无线网络技术和互联网技术传入到大型云计算中心,经云计算中心的分析和处理产生分析结果,在安全控制下,经过授权的用户可通过简单的通用的终端设备查看相关的信息,对患者的心电数据进行人工分析与诊断,大大缩短患者与医师的距离。

用户可以通过个人计算机的浏览器、IPTV家庭电视、手机或其他智能终端下载安装的本系统客户端应用软件访问系统。同时配合用于心电等生命体征监护的可穿戴式设备，方便进行心脏康复中的远程心电监护、信息传输与交互、训练指导与随访等。

三、院外康复远程心电监护方式

随着我国远程心脏监护设备和技术以及远程监护网络技术的高速发展，一系列适合于院外康复训练的远程心脏监护设备逐步在临床中应用，为远程心电监护快速发展创造了条件，目前院外康复远程心电监护方式有以下几种。

（一）远程12导联24～72 h实时监护动态心电图

利用移动式网络传输实时远程动态心电图，该监护设备可有：①同步12导联24 h或更长时间连续心电监护，患者佩戴微型心电信息采集仪上显示12导联实时心电图波形。②存储24 h或更长时间的心电图数据。③通过无线网络实时传输心电监护信息。④整个记录过程由远程心电监测中心值班医师进行实时监测，并随时与患者的主管医师或所在病房值班医护人员联系，通报心电监测情况。⑤全部监测结束后根据记录的心电信息进行分析，并出具动态心电图报告。

（二）贴片式远程心电监护装置

远程贴片式心电图技术是指将"微型心电图机"用3～5个贴片代替信息采集电极，直接粘贴在受检者的胸部或其他相应的皮肤上，采集受检者的心电信息，并能储存在该种"微性心电图机"的芯片内，根据临床需要，用蓝牙技术，将储存在芯片内的心电信息发送到电脑、手机上，再传输给心电分析中心，做出心电诊断报告的一种新技术。这种远程贴片式心电图机,一般是随弃式一次性使用,用毕即丢弃。

(三) 远程心电监护设备联合监护

远程心电监护设备的发展方向之一是与远程动态血压、远程血氧等检查进行联合监护,观察心律失常时动态血压的改变及其相互关系。监护的除监测心电和血压等指标外,对结果进行联合分析,对临床诊断、治疗和预防措施应用是远程心脏监护的一个重要发展方向。

四、院外康复远程心电监护的应用

(一) 远程心脏康复功能评价

通过远程监控平台的视频诊疗系统,远程指导社区医师开展常规心电图、24~72 h 动态心电图、超声心动图、心肺运动试验、6MWT 等检查,对患者的心脏康复功能进行评价。

通过远程心电监护在心肺运动试验中的使用,严密监测患者代谢状态和全身整体反应,以确保安全。远程指导社区医师判断心肺运动试验提前停止运动的指征,分析心肺运动试验数据,制订准确的运动处方。

通过远程心电监护在 6MWT 中的使用,远程指导社区医师评价机体的功能状态和治疗效果。6MWT 可以作为一种生理储备指标,可计算心率变异性、心率储备比、变时指数、运动心率恢复值,用来评价中高危、老年性心肺功能,预测死亡的危险性或手术治疗的预后。

(二) 远程心脏康复治疗

远程心脏康复治疗是指通过远程监控平台,在远程心电监护下对脑卒中合并稳定性冠心病患者进行药物治疗、运动治疗,指导合理膳食、生活方式的改变、双心健康在内的心理-生物-社会综合医疗保健。

药物治疗是指医师通过远程监控平台对患者进行会诊,根据患者病情在线制订脑卒中合并稳定性冠心病患者的用药方案,开具药物处方。

运动治疗是指患者在远程心电和血压监护下,经远程诊疗系统每周进行3~5次、每次持续30~90 min中等强度的运动康复训练,包括有氧运动、阻抗运动及柔韧性训练等。

指导合理膳食是指通过远程监控平台,医师指导患者养成健康饮食习惯,定期开出健康饮食处方。

通过远程监控平台进行在线康复训练,实现康复训练的远程监控与操作。康复医师可以远程设置心脏康复训练参数与运动模式。患者在康复训练时的血氧、脉搏、血压、体温、呼吸等各项测试参数,康复过程中的运动状态,心电监护等生理信息和医学信号,以及运动时录制的患者视频等信息通过网络及时发送给上级医疗机构,实现远程医患之间的互动。

(撰写:朱 福 审校:李 擎)

第四节 急救流程

由于家庭缺乏监测设备及有效的抢救措施,远程心电、互联网医疗、可穿戴式设备、大数据等成为连接院内和家庭康复的重要手段。自我疲劳程度、心率、血压的监测,有助于临床变化时及时调整运动方案,需要时可借助上级有互联网的医疗机构会诊、指导,定期随访,持续终身,必要时转诊。以下仅介绍简单的家庭应急方案。

一、心跳呼吸骤停

为最危重的状态,需要家属有一定的识别能力、掌握心肺复苏操作。如果患者运动时突发意识丧失,家属要立即判读患者反应性,呼叫患者,轻拍患者肩部,同时判断患者呼吸和颈动脉搏动(5~10 s),确定患者意识丧失、颈动脉搏动和呼吸丧失,立即呼救,拨打"120"急救,同时进行心肺复苏。安置患者体位:去枕仰卧位,硬板床或垫板,用力按压,深度至少胸骨下陷 5 cm,但不超过 6 cm,每分钟 100~120 次的速率,按压要让胸廓充分回弹,按压中断<10 s,清理口鼻分泌物,开放气道、每个循环给予 2 次人工呼吸,胸部按压与人工呼吸的比例为 30∶2。

二、呼吸困难

患者出现运动中呼吸困难,伴喘息、频繁咳嗽、咯粉红泡沫痰,判断为急性心力衰竭,应立即停止运动,取坐位,双腿下垂,自测血压及心率,有条件的测量指末氧饱和度及远程心电监测。如指末氧饱和度<90%的患者可给予吸氧,使患者氧饱和度≥95%;血压明显升高患者,给予硝酸异山梨酯片 5 mg 舌下含服,或复方卡托普利 1 粒舌下含服,如伴冷汗、神志模糊,血压低于 95/60 mmHg,应慎用扩血管药物。同时拨打"120"急救电话,尽快送至医院救治。

三、胸痛

运动训练中患者发生胸痛,最常见的为心绞痛,患者应立即停止运动,坐下或躺下。注意症状发生时有无头晕、出汗、血压降低,以及体征或症状发生时的运动负荷和心率血压乘积。立即检查患者的脉搏、心率、血压、氧饱和度,有条件的启用远程心电监护。若患者有发绀或呼吸窘迫,应予以吸氧,保证血氧饱和度($SaO_2 \geqslant 95\%$);如休息 1~3 min 后症状无缓解,舌下含服硝酸甘油 0.5 mg 或硝酸异山梨酯片 5 mg。胸痛经休息或含服硝酸酯类药物后好转,远程心电图未提示 ST 段抬高患者可进一步观察或通过远程医疗,由心内科医师根据心绞痛危险分层决定下一步治疗方案;患者如胸痛无好转呈持续不缓解,远程心电图提示 ST 段抬高,立即拨打"120"急救电话,将患者转运至急诊室、导管室及冠心病监护病房进行评价与治疗。

四、高血压急症及高血压亚急症

如患者在运动过程中血压监测提示血压进行性升高,需暂停运动,让患者坐下,5 min 后重新检查血压,如患者血压持续较高,停止运动。如患者突然出现剧烈头痛、头晕、恶心、呕吐、心悸、烦躁不安、视力模糊、皮肤潮红等症状甚至昏迷、抽搐;或出现胸闷、呼吸困难、心绞痛、急性左心衰竭、半身麻木、偏瘫、失语等症状;同时伴血压急剧上升,收缩压超过 180 mmHg 或舒张压超过 120 mmHg,需考虑高血压急症,立即采取急救措施:吸氧、卧床休息,检查并持续监测意识、瞳孔、血压、脉搏、心电等,同时转诊医院急诊救治。如不伴有靶器官损害,仅有血压升高,考虑高血压亚急症,应在休息并观察的前提下,予口服抗高血压治疗,以期 24~48 h 使血压逐渐下降到 160/100 mmHg,一般需联合长效降压药,避免口服快速降压药。

五、心悸

如患者在运动中出现心悸,伴乏力、头晕、晕厥,观察远程心电监护提示心律失常,应立即终止运动,检查并持续监测意识、血压、脉搏、血氧饱和度等。可吸氧,保持呼吸道通畅。注意观察有无血流动力学恶化表现,及时转诊送医。

如终止运动后,患者症状缓解可继续观察,联系远程医疗机构心内科专科医师,寻找病因。

如患者心悸伴头晕、出汗、发抖、意识模糊,应立即监测血糖,排除运动诱发低血糖反应。确诊为低血糖者,应立即口服含糖食品或口服葡萄糖。

(撰写:赵莉芳　审校:洪　怡)

第八章 脑卒中合并冠心病患者的健康教育

由于脑卒中合并冠心病的患者存在共同的危险因素,在这些危险因素中分为可干预因素和不可干预因素两种,除年龄、性别、遗传因素和种族等不可干预的危险因素外,可干预的危险因素包括高血压、糖尿病、血脂异常、超重和肥胖、吸烟、酗酒等。对于脑卒中合并冠心病患者的康复和治疗,积极开展疾病的一级和二级预防具有十分深远的意义。

第一节 用药指导

一、降压药物

高血压是慢性非传染性疾病中发病率较高的一种疾病,也是心脑血管疾病最重要的危险因素。药物治疗是控制血压最有效的措施,规范、合理地使用抗高血压药是高血压患者健康管理的重要组成部分。高血压药物的品种繁多,且理想的血压管理需要长期服用药物,因此,抗高血压药的合理使用对脑卒中合并冠心病患者是十分重要的二级预防措施。

降压药物的应用应遵循一定的药物使用原则。①剂量原则:一般人群采用常规剂量,老年人从小剂量开始。②优先原则:优先选择长效制剂(从长时疗效和平稳性考虑)和固定复方制剂(从依从性考虑)。③联合原则:联合用药(2级高血压或高危人群)。④个体化原则:依据不同并发症和患者对药物不同的耐受性给予个体化用药。

目前,抗高血压药主要分为利尿剂、肾素-血管紧张素-醛固酮抑制剂、钙通道阻滞剂、肾上腺素能受体阻滞剂、交感神经抑制剂、直接血管扩张剂和具有降压作用的其他药物。

(一) 利尿剂

肾小管是利尿剂的重要作用部位。根据利尿剂作用部位的不同可分为:碳酸酐酶抑制剂、噻嗪类利尿剂、襻利尿剂和保钾利尿剂4类。

1. **碳酸酐酶抑制剂** 该类药物通过抑制碳酸酐酶从而减少肾脏近曲小管上皮细胞内 H^+ 的生成,抑制 H^+-Na^+ 交换,促进 Na^+ 排出而产生利尿的作用。但该类药物受近曲小管以下各段代偿性重吸收增加的影响,故作用较弱;目前已较少用于利尿剂,主要用于降低眼压,代表药物为乙酰唑胺。

2. **噻嗪类利尿剂** 该类的利尿强度中等,主要通过抑制远曲小管的 Na^+-Cl^- 共同转运载体,影响尿液的稀释过程,根据分子结构的不同可分为噻嗪型利尿剂和噻嗪样利尿剂,前者的代表药物为氢氯噻嗪,后者为吲达帕胺。

3. **襻利尿剂** 此类药物称之为高效能利尿剂,主要作用于肾脏髓襻升支粗段的 $Na^+-K^+-2Cl^-$ 同向转运系统,抑制肾脏对尿液的浓缩过程,其利尿作用强大,代表药物为呋塞米和新一代高效髓襻利尿剂托拉塞米,后者具有更迅速和持久的利尿作用,且不良反应发生率低。

4. **保钾利尿剂** 属于弱效利尿剂。其作用机制是通过作用在远曲小管和集合管,达到排钠留钾的效果。一般单独使用时利尿效果较差,常与其他排钾利尿药合用,可提高利尿效果和减少电解质紊乱的不良反应。代表药物主要有螺内酯和氨苯蝶啶。

利尿剂适用于大多数无禁忌证的高血压患者的初始和维持治疗,尤其适合老年高血压、难治性高血压、心力衰竭合并高血压、盐敏感性高血压等患者。由于利尿剂较少单独使用,多作为联合用药的基础药物,故在临床使用过程中,还需注意其他抗高血压药物的降压效果,进行优势互补;以及合并有其他基础疾病的患者的用药禁忌和注意事项,如:痛风患者禁用噻嗪类利尿剂,高血钾与肾衰竭患者禁用醛固酮受体拮抗剂。此外,长期、大剂量应用利尿剂单药治疗时,还需注意其导致电解质紊乱、糖代谢异常、高尿酸血症、直立性低血压等不良反应的可能性。

(二) 肾素-血管紧张素-醛固酮抑制剂

主要包括 ACEI、ARB 和肾素抑制剂 3 类药物。

1. 血管紧张素转化酶抑制剂(ACEI)　ACEI 降低循环中血管紧张素 Ⅱ 水平,消除其直接的缩血管作用;此外,还可能通过抑制缓激肽降解、促进血管紧张素(Ang)(1~7)的产生起到降压作用。ACEI 主要使用于下列高血压患者:①合并左室肥厚和有心肌梗死病史的患者。②左室功能不全的患者。③合并代谢综合征、糖尿病肾病、慢性肾功能不全、蛋白尿或微量蛋白尿的患者。④合并无症状性动脉粥样硬化或周围动脉疾病或冠心病高危的患者。ACEI 具有良好的耐受性,但仍可能出现罕见而危险的不良反应,禁忌证包括:妊娠、血管神经性水肿、双侧肾动脉狭窄、高钾血症等、肾功能不全(血肌酐 $>265~\mu mol/L$)、左室流出道梗阻等。由于使用 ACEI 的过程中某些患者会出现干咳、低血压等不良反应,故应积极处理,以提高患者治疗的依从性。

2. 血管紧张素受体阻断剂(ARB)　ARB 通过阻断 ACEI 代谢途径和其他旁路途径参与生成的 Ang Ⅱ 与 Ang Ⅰ 型受体相结合,

而发挥降压作用。ARB 降压药效呈剂量依赖性,但不良反应并不随剂量增加而增加,适用于轻、中、重度高血压患者。在使用过程中需注意药物的禁忌证:①ARB 可致畸,禁用于妊娠高血压患者。②ARB 扩张肾小球出球小动脉,导致肾小球滤过率下降,肌酐和血钾水平升高,高血钾或双侧肾动脉狭窄患者禁用。

3. 肾素抑制剂　肾素抑制剂能够抑制血管紧张素原分解产生 AngI,降压疗效与 ACEI、ARB 比较并无明显优势。直接肾素抑制剂是通过抑制肾素的活性发挥降压作用的,目前我国尚无此类药物上市。

(三) 钙通道阻滞剂(CCB)

根据其化学结构和药理作用可分为两大类。①二氢吡啶类 CCB:主要作用于血管平滑肌上的 L 型钙通道,发挥舒张血管和降压作用。②非二氢吡啶类 CCB:对窦房结和房室结处的钙通道具有选择性,其扩张血管强度弱于二氢吡啶类 CCB,但是负性变时、降低交感神经活性作用是二氢吡啶类 CCB 不具备的。不同制剂的二氢吡啶类 CCB 作用的持续时间、对不同血管的选择性及药代动力学不同,其降压效果和不良反应具有一定的差异。钙通道阻滞剂降压效果较强,药效呈剂量依赖性,适用于轻、中、重度高血压。其中二氢吡啶类 CCB 优先用于容量性高血压患者和合并动脉粥样硬化的高血压患者;非二氢吡啶类 CCB 的药理特点包括松弛血管平滑肌、扩张血管及负性肌力、负性变时作用,故此类药物更适用于高血压合并心绞痛、高血压合并室上性心动过速及高血压合并颈动脉粥样硬化患者。CCB 可作为一线降压药用于各组年龄段、各种类型的高血压患者,疗效的个体差异较小,只有相对禁忌证,无绝对禁忌证,如非二氢吡啶类 CCB——维拉帕米与地尔硫䓬均有明显的负性肌力作用和负性传导作用,应避免用于左室收缩功能不全的高血压患者和合并心脏房室传导功能障碍或病态窦房结综合征的高血压患者。

(四)肾上腺素能受体阻滞剂

1. β受体阻滞剂　通过选择性的与β受体结合,拮抗交感神经系统的过度激活、减慢心率、抑制过度的神经激素和肾素-血管紧张素-醛固酮系统(RAAS)的激活而发挥降压作用,同时还通过降低交感神经张力、预防儿茶酚胺的心脏毒性作用,保护心血管系统。根据对$β_1$受体的相对选择性,可以分为:①非选择性β受体阻滞剂。②选择性$β_1$受体阻滞剂。③非选择性作用于β和$α_1$受体的阻滞剂,而不同的β受体阻滞剂的药理和药代动力学存在较大的差异性。β受体阻滞剂适用于合并快速性心律失常、冠心病、慢性心力衰竭、主动脉夹层、交感神经活性增高及高动力状态的高血压患者;禁用于合并支气管哮喘、Ⅱ度及以上房室传导阻滞及严重心动过缓的高血压患者。

2. $α_1$受体阻滞剂　此类药物通过选择性阻滞中枢神经系统或循环系统中的儿茶酚胺与突触后$α_1$受体相结合,产生扩张血管的作用引起降压效应。目前临床常用的主要是作用于外周的α受体阻滞剂,包括特拉唑嗪、哌唑嗪、多沙唑嗪、乌拉地尔等。但$α_1$受体阻滞剂一般不作为治疗高血压的一线药物。

(五)交感神经抑制剂

1. 中枢性降压药　通过激活延髓中枢内的$α_2$受体,抑制中枢神经系统释放交感神经冲动而降低血压。由于其可降低压力感受器的活性,因此会产生直立性低血压的作用。代表药物为可乐定。可乐定为第一代中枢性降压药物通常与其他降压药物联合使用,不作为一线用药,主要用于中重度高血压患者。

2. 交感神经末梢抑制药　该类药物通过阻断去甲肾上腺素向其储存囊泡的转运,减少交感神经冲动传递,降低外周血管阻力,消耗脑内儿茶酚胺。

(六) 直接血管扩张剂

通过直接扩张小动脉,降低外周血管阻力,同时也增加心输出量及肾血流量,具有反射性交感神经激活作用。代表药物为肼屈嗪。目前由于新型血管扩张药的出现,此类药物已很少用于临床。

(七) 具有降压作用的其他药物

1. 硝酸酯类　常用的硝酸酯类药物有硝酸甘油、硝酸异山梨酯及 5-单硝酸异山梨酯,该类药物是常用的心血管药物。

2. ATP-敏感性钾通道开放剂　由于 ATP 敏感的钾通道(K_{ATP} 通道)开放后可引起平滑肌细胞超极化,抑制钙离子内流,从而舒张血管。该通道广泛存在于心肌细胞、骨骼肌、平滑肌、胰腺 β 细胞、脑、肾脏、线粒体等部位,故在体内发挥着重要的生理、病理作用。例如,血管平滑肌细胞的 K_{ATP} 通道开放后具有抗心绞痛和抗高血压的作用;激活心肌线粒体膜 K_{ATP} 通道可以产生抗心肌缺血的作用。

3. 钠葡萄糖协同转运蛋白-2 抑制剂　钠葡萄糖协同转运蛋白 2(sodium-glucose co-transporter 2,SGLT-2)抑制剂是一种新型的降糖药,可以同时控制血压和血糖;但确切的降压机制目前尚不明确,目前的研究认为 SGLT2 抑制剂可通过尿糖的增加引起渗透性利尿的作用,从而通过减少容量产生降压作用。

4. 其他　由于高血压患者多同时合并多种危险因素或伴随其他疾病,临床上多需采用多种药物联合治疗,如:噻唑烷二酮类药物和双胍类降糖药物、他汀类药物等通过各种不同的作用途径均可发挥降低血压的效应,因此应关注联合用药中非降压药物的降压作用。

二、降糖药物

胰岛素抵抗和胰岛素分泌受损是导致血糖升高的两个主要病

理生理改变。目前,降糖药物根据使用途径不同分为口服降糖药物和注射制剂。

(一) 双胍类

目前,临床上广泛使用的药物是二甲双胍。双胍类药物主要通过抑制肝葡萄糖输出,改善外周阻滞对胰岛素的敏感性、增加对葡萄糖的摄取和利用而降低血糖。二甲双胍因不增加体重,并可改善血脂谱、增加纤溶系统活性、降低血小板聚集性、使动脉壁平滑肌细胞和成纤维细胞生长受抑制等,被认为可能有助于延缓和改善糖尿病血管并发症,因此作为 2 型糖尿病的一线用药。其主要不良反应为胃肠道反应,建议从小剂量开始,逐渐加量是减少其不良反应的有效方法。双胍类药物禁用于肾功能不全[血肌酐水平男性 > 132.6 μmol/L(1.5 mg/dL),女性 > 123.8 μmol/L(1.4 mg/dL)]或预估肾小球滤过率<45 ml/min、肝功能不全、严重感染、缺氧或接受大手术的患者。造影检查如使用碘化对比剂时,应暂时停用二甲双胍至少 48 小时。

(二) 磺酰脲类

属于胰岛素促分泌剂,主要通过刺激胰岛 β 细胞分泌胰岛素,增加体内的胰岛素水平而降低血糖。目前,在我国上市的磺胺类药物主要为格列本脲、格列苯脲、格列齐特、格列吡嗪和格列喹酮。目前,磺酰脲类药物使用广泛,但该类药物若使用不当容易引起低血糖,老年患者、肝肾功能不好的患者慎用。此外,该类药物可导致体重增加。故单药使用主要用于新诊断的非肥胖的 2 型糖尿病患者,建议从小剂量开始,餐前半小时使用,根据血糖逐渐增加剂量。

(三) 格列酮类

格列酮类又称噻唑烷二酮类,通过增加靶细胞对胰岛素作用的敏感性而降低血糖。因具有改善血脂谱、提高纤溶系统活性、改善血管内皮细胞功能、使 CPR 下降等作用，对心血管系统也有保护作用。目前常用的药物有罗格列酮和吡格列酮，适用于 2 型糖尿病患者，尤其是肥胖、胰岛素抵抗明显者。不宜用于 1 型糖尿病、孕妇、哺乳期妇女和儿童。有心力衰竭（纽约心脏学会心功能分级Ⅱ级以上）、活动性肝病或转氨酶升高超过正常上限 2.5 倍及严重骨质疏松和有骨折病史的患者，应禁用本类药物；有膀胱癌病史的患者或存在不明原因肉眼血尿的患者，禁用吡格列酮。

（四）格列奈类

格列奈类药物为非磺酰脲类胰岛素促泌剂，主要通过刺激胰岛素的早时相分泌而降低餐后血糖，具有吸收快、起效快和作用时间短的特点，主要用于控制餐后血糖升高，于餐前或进餐时服用。适合用于 2 型糖尿病以餐后血糖升高为主的患者。禁忌证和常见的不良反应与磺酰脲类相似，但低血糖风险和程度比磺酰脲类轻；且可以在肾功能不全的患者中使用。

（五）α 糖苷酶抑制剂

α 糖苷酶抑制剂通过抑制碳水化合物在小肠上部的吸收而降低餐后血糖。适用于以碳水化合物为主要食物成分和餐后血糖升高的患者。1 型糖尿病患者可在胰岛素应用的基础上加用 α 糖苷酶抑制剂，有助于降低餐后高血糖。代表药物为阿卡波糖和伏格列波糖。常见不良反应为胃肠道反应，建议从小剂量开始，逐渐加量以减少不良反应。单独使用时不会发生低血糖，如在联合降糖治疗时发生低血糖，应直接给予葡萄糖或者蜂蜜。进食蔗糖或者淀粉类食物时，纠正低血糖的效果差。

(六)二肽基肽酶-4抑制剂

抑制二肽基肽酶-4(DDP-4)活性而减少胰高血糖素样肽-1(GLP-1)的失活,提高内源性GLP-1水平。GLP-1以葡萄糖浓度依赖的方式增强胰岛素分泌,抑制胰高糖素分泌。单独使用不增加低血糖发生的风险,也不增加体重。目前国内上市的有西格列汀、沙格列汀、维格列汀、利格列汀和阿格列汀。禁用于孕妇、儿童和对该类药物过敏的患者,以及严重肝肾功能不全、1型糖尿病或糖尿病酮症酸中毒的患者。

(七)钠葡萄糖协同转运蛋白-2抑制剂

SGLT-2抑制剂通过抑制肾脏肾小管中负责从尿液中重吸收葡萄糖的SGLT-2降低肾糖阈,促进尿葡萄糖排泄,从而达到降低血液循环中葡萄糖水平的目的。目前,在我国被批准临床使用的SGLT-2抑制剂为达格列净、恩格列净和卡格列净。SGLT-2抑制剂单独使用时不增加低血糖发生的风险,联合胰岛素或磺胺类药物时,可增加低血糖发生风险。可能的不良反应包括急性肾损伤、骨折风险和足趾截肢等。

(八)胰高血糖素样肽-1受体激动剂

GLP-1受体激动剂以葡萄糖浓度依赖的方式增强胰岛素分泌、抑制胰高糖素分泌,并能延缓胃排空,通过中枢性的食欲抑制来减少进食量,具有显著的降低体重的作用。此类药物需皮下注射,目前国内上市的制剂有艾塞那肽和利拉鲁肽。单独使用GLP-1受体激动剂不明显增加低血糖发生的风险,具有胰腺炎病史的患者禁用。常见胃肠道不良反应,该不良反应可随治疗时间延长逐渐减少,但此类药物的长期安全性尚有待进一步观察。

(九) 胰岛素

胰岛素是控制高血糖的重要且有效的手段。1型糖尿病患者需依赖胰岛素维持生命,也必须使用胰岛素控制高血糖并降低糖尿病并发症的发生风险。对于2型糖尿病患者,在生活方式和口服降糖药联合治疗的基础上,若血糖仍未达标,应尽早开始使用胰岛素治疗,以控制高血糖,并减少糖尿病并发症的发生危险。

1. 胰岛素和胰岛素类似物的分类 根据来源和化学结构的不同,胰岛素可分为动物胰岛素、人胰岛素和胰岛素类似物。根据作用起效快慢和维持时间,胰岛素又可分为短效胰岛素、中效胰岛素、长效胰岛素和预混胰岛素;胰岛素类似物可分为速效、长效和预混胰岛素类似物。胰岛素类似物控制血糖的能力与人胰岛素相似,但在模拟生理性胰岛素分泌和减少低血糖发生风险方面优于人胰岛素。

2. 胰岛素的应用原则 ①应在综合治疗的基础上进行。②胰岛素治疗方案应力求模拟生理性胰岛素分泌模式。③从小剂量开始,根据血糖水平逐渐调整至合理剂量。

3. 胰岛素的适应证 ①1型糖尿病。②各种严重的糖尿病急慢性并发症。③围手术期、妊娠和分娩。④重型、消瘦、营养不良者。⑤合并严重代谢紊乱(如酮症酸中毒、高渗性昏迷或乳酸酸中毒)、重度感染、消耗性疾病(如肺结核、肝硬化)和进行性视网膜、肾、神经等病变,以及急性心肌梗死、脑血管意外者。

4. 胰岛素的不良反应 ①低血糖:是胰岛素的主要不良反应,与剂量过大或饮食失调有关。②过敏反应:通常表现为注射部位瘙痒或荨麻疹样皮疹。罕见严重的过敏反应可通过更换胰岛素制剂、使用抗过敏药物和脱敏疗法等缓解。③脂肪营养不良:注射部位皮下脂肪萎缩或增生,停止相应部位注射后可逐渐恢复,可通过更换注射部位防止其发生。

三、调脂药物

人体血脂代谢途径复杂,临床上可选用的调脂药物分为两大类:①主要降低胆固醇的药物。②主要降低甘油三酯的药物。其中部分调脂药物具有同时降低胆固醇和甘油三酯的作用。

(一) 降低胆固醇的药物

1. 他汀类　他汀类药物可以显著降低血清中胆固醇、LDL-C和载脂蛋白B水平,也能降低血清甘油三酯水平和轻度升高高密度脂蛋白胆固醇(high-density lipoprotein cholesterol,HDL-C)水平。该类药物适用于高胆固醇血症、混合性高脂血症和动脉硬化性心血管疾病。不同种类与剂量的他汀降胆固醇幅度有较大差别,但任何一种他汀剂量倍增时,LDL-C进一步降低幅度仅约6%,即所谓"他汀疗效6%效应"。他汀类药物在晚上服用时,LDL-C降低幅度会有所增加。他汀类药物的主要不良反应为肝功能异常和肌肉不良反应。失代偿性肝硬化及急性肝功能衰竭是他汀类药物应用禁忌证。

2. 胆固醇吸收抑制剂　代表药为依折麦布。其他能有效抑制肠道内胆固醇的吸收,且安全性和耐受性良好。其不良反应轻微,主要表现为头痛和消化道症状;联合他汀类药物也可发生肝功能异常和肌痛等不良反应。妊娠期和哺乳期禁用。

3. 普罗布考　普罗布考主要适用于高胆固醇血症。常见不良反应为胃肠道反应;严重的不良反应为QT间期延长,但极少见,故室性心律失常、QT间期延长、血钾过低者禁用。

4. 胆酸螯合剂　胆酸螯合剂是碱性阴离子交换树脂,与他汀类药物联合使用可以显著增加调脂的效果。常见不良反应为胃肠道反应、便秘等。异常β脂蛋白血症和血清甘油三酯>4.5 mmol/L

者禁用。

(二) 降低甘油三酯的药物

1. **贝特类** 贝特类通过激活过氧化物酶体增殖物激活受体α和激活脂蛋白脂酶而降低血清甘油三酯水平和升高HDL-C水平。其不良反应与他汀类调脂药物类似。常用药物有非诺贝特等。

2. **烟酸类** 烟酸是人体必需的维生素,又称为维生素B_3,大剂量使用时具有调脂作用。最常见的不良反应是颜面潮红,其他有肝脏损害、高尿酸血症、高血糖、棘皮症和消化道不适等。慢性活动性肝病、活动性消化性溃疡和严重痛风者禁用。

3. **高纯度鱼油制剂** 鱼油因其主要成分为ω-3脂肪酸,主要用于治疗高甘油三酯血症,不良反应较少,偶可见出血倾向。

四、抗凝/抗血小板聚集药物

(一) 抗血小板聚集药物

1. **阿司匹林** 通过抑制环氧化酶(COX)和血栓烷A2(TXA2)的合成达到抗血小板聚集的作用,所有患者如无用药禁忌证均应长期服用。其主要不良反应为胃肠道出血或对阿司匹林过敏。不能耐受阿司匹林的患者可改用氯吡格雷作为替代治疗。阿司匹林常用剂量为100 mg/d,最佳剂量范围为75~150 mg/d。

2. **氯吡格雷** 为腺型P2Y嘌呤能受体(P2Y12)抑制剂,通过选择性不可逆地抑制血小板二磷酸腺苷(ADP)受体而有效减少ADP介导的血小板激活和聚集。不良反应较少,可作为阿司匹林的替代药物。在无高危因素的稳定型心绞痛、接受溶栓药物治疗的患者,以及冠脉支架置入后或择期经皮介入疗法(PCI)的患者可优先选择。

3. **替格瑞洛** 是新型的P2Y12受体抑制剂,直接作用于血小板

ADP 受体起效,且不需经肝脏代谢,主要用于支架置入术后、有氯吡格雷禁忌证或氯吡格雷抵抗的患者。既往有脑出血病史的患者禁用。

(二) 口服抗凝药物

目前常用的口服抗凝药物主要包括传统的华法林和以达比加群酯为代表的新型抗凝药物。

1. 华法林　维生素 K 拮抗剂,用于房颤的长期抗凝治疗,是预防房颤患者发生脑卒中最为有效的手段。使用华法林过程中需要检测国际标准化比值(international normalized ratio, INR),抗凝的靶目标为 INR 2.0~3.0。华法林是循证证据最充分、使用最普遍的口服抗凝药,但由于使用中均在个体差异,且受饮食存、疾病、药物和生活习惯等因素影响,故在较大的局限性,影响了其在临床实践中的应用。

2. 新型抗凝药物　新型抗凝药物无须监测抗凝活性,与药物、食物相互作用少,具有良好的耐受性和安全性,适用于非瓣膜病房颤患者。对于下列患者优先推荐使用:①不能或不愿接受华法林治疗的患者(包括不能或不愿定期监测 INR 者)。②未经过抗凝治疗的患者。③既往使用华法林出现出血或 INR 不稳定的患者。目前,常用的新型抗凝药物有达比加群酯、利伐沙班和阿哌沙班等。

五、硝酸酯类药物

硝酸酯类药物为内皮依赖性血管扩张剂,能降低心脏前负荷,并降低左心室舒张末压、减少心肌耗氧量,改善心肌灌注,改善左心室局部和整体功能。此类药物因会反射性增加交感神经张力,使心率加快,故常需联合负性心率药物,且联合用药的抗心绞痛的作用会优于单独用药。根据给药方式可分为口服、舌下含服、喷雾和静脉。舌下含服或喷雾用硝酸酯类药物在心绞痛发作时可缓解症状,或运动前使用以减少或避免心绞痛发作。长效口服硝酸酯类药物作为心绞痛的长期治疗药物,可降低心绞痛发作的频率和程度,并可增加运动耐量。常用的口服硝酸酯类药物包括5-单硝酸异山梨酯和硝酸异山梨酯。不良反应包括头痛、面部潮红、心率反射性加快和低血压,上述不良反应以短效硝酸甘油尤为显著。严重主动脉瓣狭窄或肥厚型梗阻性心肌病引起的心绞痛,不宜使用硝酸酯类药物。

六、其他药物的使用

(一) 情绪调节药物

1. 抗抑郁药　抗抑郁药物种类较多。目前,选择性5-羟色胺再摄取抑制剂(selective serotonin reuptake inhibitors,SSRIs)是治疗焦虑、抑郁障碍的一线用药,且由于该类药物对于心脑血管疾病患者相对安全,故被广泛使用。常用药物有帕罗西汀、舍曲林、西酞普兰等。

2. 抗焦虑药　苯二氮䓬类药物主要用于焦虑和睡眠障碍的患者。其抗焦虑作用起效快,不良反应较小,但有呼吸系统疾病的患者要慎用。常用药物有地西泮、阿普唑仑等。

3. 抗焦虑、抑郁复合制剂　黛力新(氟哌噻吨美利曲辛)是含有氟哌噻吨(神经松弛剂)和美利曲辛(抗抑郁剂)的复合制剂,适用于轻、中度抑郁和焦虑患者。推荐剂量下不良反应极少,但急性心肌梗死早期、循环衰竭、各种房室传导阻滞和心律失常的患者禁用。

(二) 认知改善药物

对于认知改善药物,目前国内外都在积极探索中。现有口服的认知改善药物,主要包括:N-甲基-D天冬氨酸(N-methyl-D aspartic acid,NMDA)受体拮抗剂——美金刚,胆碱酯酶抑制剂——多奈哌齐,神经元保护剂——尼莫地平,以改善脑代谢的西坦类药物;以及新型的抗氧化剂艾地苯醌等。

(撰写:黄璞峰　校审:赵莉芳)

第二节　合理的膳食营养

膳食营养是影响心血管疾病重要的环境因素。合理膳食不仅对生长发育、工作效能、体质状况及寿命产生深远的影响,还与众多慢性疾病息息相关。大量的流行病学研究数据显示,增加日常饮食结构中膳食纤维的摄取比例,通过作用于血脂异常、高血压、糖尿病、肥胖等心血管疾病的危险因素,从而可以不同程度地降低冠心病、脑卒中的发生风险。作为心血管疾病二级预防的重要内容,合理膳食具有经济、简单、有效、无不良反应的优点,因此,合理、科学的膳食营养是预防和防止心血管疾病的基石,也是心血管疾病一级、二级预防和康复的主要内容。

一、膳食营养的组成

食物中可以被人体吸收、利用的物质称之为营养素,包括糖类、油脂、蛋白质、维生素、水、无机盐和膳食纤维,其中糖类、油脂和蛋白质在体内代谢后产生能量,故称为产能营养素。在动脉粥样硬化性心血管疾病中,血脂、血糖、血压、肥胖等高危因素管理与下列营养素关系密切。

(一)糖类

糖类作为人体最主要的热量来源,提供人体日常 $50\%\sim65\%$

的热量，参与众多的生命活动。组成糖类的三元素是淀粉、蔗糖、葡萄糖。在机体内的各个组织中都有一定的糖储备，它们以糖原的形式主要存在于骨骼肌、肝脏中，肌糖原分解可以为肌肉收缩提供能量，肝糖原分解的主要作用是维持血糖浓度。糖尿病患者对碳水化合物的数量、质量的控制是血糖管理的关键环节。

(二) 脂类

脂类是油、脂肪和类脂的总称，人体内的脂类包含脂肪和类脂两部分。在膳食中由脂肪提供的热量占25%～30%。在日常饮食中的脂肪表现形式有饱和脂肪酸、不饱和脂肪酸、反式脂肪酸和胆固醇。大量的研究证实，脂肪酸和膳食胆固醇与心、脑血管疾病有显著相关性。高脂饮食，尤其是高不饱和脂肪酸的摄入可升高血清内甘油三酯、胆固醇和LDL-C。反式脂肪酸主要存在于氢化植物油及其制品、高温精炼的植物油和反复煎炸的植物油和各类油炸类食品中，研究表明，反式脂肪酸摄入过多易诱发动脉粥样硬化。不饱和脂肪酸分为单不饱和脂肪和多不饱和脂肪酸，油酸是唯一的单不饱和脂肪，多不饱和脂肪酸包括ω-3和ω-6。不饱和脂肪酸是人体必不可少的组成部分，具有重要的生理功能。人体内胆固醇是构成细胞膜的重要组成成分，同时也参与胆汁酸的形成和激素的合成，但是膳食内胆固醇摄入过多可升高血浆中胆固醇水平。尽管关于胆固醇摄入量与心、脑血管疾病之间关系的研究结果不完全一致，但目前仍认为，以胆固醇升高为特点的血脂异常是动脉粥样硬化性心血管疾病(ASCVD)的重要危险因素。

(三) 无机盐

无机盐中的钠和钾与血压有着十分紧密的关系。研究显示，减少钠的摄入量可有效地降低高血压患者收缩压和舒张压；与此同时，提高钾的摄入量不仅可以使正常人的收缩压和舒张压降低，也可以降低高血压患者的血压。作为人体常量元素,适当的调整钠、钾的摄入量可以控制血压,以降低心血管疾病发生风险。

(四) 膳食纤维

是指不易被消化酶消化的多糖类食物成分,膳食纤维多来源于植物的细胞壁。大量的研究发现,膳食纤维具有调节心血管疾病的危险因子的作用。通过提高膳食纤维的摄入量可以降低 LDL-C 的水平,降低血压,调节胰岛素敏感性和 CPR 的水平,从而降低冠心病、脑卒中等心、脑血管疾病的发生风险。

二、膳食干预的原则

合理膳食的目标是通过控制血脂、血糖、血压和体重,减少心、脑血管疾病危险因素,并增加相关保护因素。故根据《中国居民膳食指南(2016)》的饮食建议,膳食干预的原则包括:①食物多样化,粗细搭配,营养均衡。②低脂、低胆固醇饮食,减少饱和脂肪酸、反式脂肪酸的摄入,适量摄入不饱和脂肪酸。③低盐饮食,适量增加钾的摄入。④摄入足量水果和蔬菜,提高膳食纤维摄入量。⑤摄入足量水分,满足日常代谢。

三、合理膳食方案的制订和注意事项

科学、合理的膳食方案的制订需要全面评估个体的营养问题和基础疾病,了解患者的饮食习惯和行为方式,并且需要进行必要的体格检查和血液生化检测。根据综合评估结果,针对性地制订个体化的膳食营养方案,并对患者及其家属进行健康教育。在膳食方案的制订过程中,需要将行为改变与饮食方案相结合,并且需要考虑食物与药物之间的相互作用;在方案的实施过程中,还需要根据患者危险因素进行分层,先主后次,循序渐进。

(撰写:黄璞峰　校审:赵莉芳)

第三节　心理干预

脑卒中合并冠心病患者由于长期处于带病生存的状态,焦虑、抑郁是十分常见的心理问题。由于脑卒中和冠心病均属于心身疾病,患者往往承受巨大的心理压力,包括对疾病本身的担心与恐惧,自身躯体功能的丧失,家庭及社会地位的改变,家庭的经济负担,生活自理能力的下降,以及对工作和生活的担忧。这些心理压力会加速焦虑、抑郁等负面情绪的发生,而这些负面情绪也会直接影响患者的自我管理,影响疾病的康复和治疗。因此,医师对患者的关注不应仅局限于疾病本身,还应对他们的心理问题给予足够的重视和及时、有效的干预。作为一种特殊的治疗手段,心理干预不仅能缓解疾病所产生的心理问题,更在心身疾病的康复与治疗中发挥重要的作用。

一、精神心理问题的识别与评估

在冠心病的患者中,焦虑、抑郁情绪的存在比例很高,但并非都需要特殊治疗。然而持续的焦虑、抑郁状态会使患者产生诸多躯体不适,如胸闷、心悸、胸痛等类似典型的心血管疾病发作症状,但由于忽视了患者精神心理问题使得药物治疗效果不佳。脑卒中患者在其疾病的各个时期均可出现某些心理问题,以焦虑、抑郁情绪最为突出,这些负面情绪会使患者的生存质量下降;与此同时,脑卒中会使脑内某些特定部位遭到破坏,引起某些神经递质功能低下,使患者产生抑郁倾向甚至抑郁状态,同时也多伴有不同程度的焦虑倾向。综上所述,对于脑卒中合并冠心病患者,需要及时识别患者的精神、心理问题,做出个体化处理,有利于患者建立康复的信心,提高治疗的依从性和自我管理的质量。

如何识别临床就诊的患者存在精神心理问题,是一个需要认真对待的问题。首先,根据患者临床情况进行判断。①因某些躯体症状反复就诊,但客观检查未见异常。②经治疗后的客观指标提示效果良好,但仍有反复发作的临床症状。③发作时临床表现十分明显,但没有客观检查结果支持。④存在明显的焦虑、抑郁情绪,精神压力大的患者。

经过临床筛检后,我们可以针对这些可能存在精神心理问题的患者进行焦虑、抑郁量表的筛查,提高分诊效率。常用的焦虑、抑郁筛查问卷包括自评量表和他评量表。自评量表的填表人是患者自己,量表实施方便,但需要受评者具备一定的阅读理解能力。目前,在我国心血管疾病患者群中常用的自评量表有:《医院焦虑和抑郁量表》《患者健康问卷9项和广泛焦虑问卷7项》等。他评量表的填表人为评定者。评定者可以根据观察、询问等方式,或者综合上述两方面加以评定。一般由专业人员填写,即评定者需要掌握所使用量表内容有关的专业知识,并经过培训认证。目前,常用的他评量表主要包括:广泛用于临床评价抑郁症治疗效果的《汉密尔顿抑郁量表》和主要用于评定神经症及其他患者焦虑状态严重程度的《汉密尔顿焦虑量表》。除此之外,为方便门诊筛检,还可以通过简易问卷的形式了解患者睡眠、情绪等方面的情况。

二、睡眠障碍的评估

在心血管疾病患者中,存在睡眠障碍的患者所占比例很高,主要表现为失眠,并且当失眠达到一定程度时,常常使患者伴有精神心理问题及社会功能的受损,从而使原有疾病的病情加重或者进展加速。失眠是指在具备充分的睡眠机会和环境中,出现睡眠持续时间、睡眠效率和质量不满意的状况,包括入睡困难、睡眠不深、易醒多梦、醒后不易再睡等表现,也包括自觉睡眠不足的情况。由于心血管疾病患者失眠发生率高,且危害显著,临床医师需对患者的睡眠问题给予充分的重视,早期的诊断评估对睡眠障碍的预防和控制具有十分重要的意义。

失眠的评估是全面的,包括病史询问、体格检查、睡眠监测等辅助检查,以及精神心理评估、睡眠质量量表的评定和睡眠日记等。经过综合评定后,根据患者失眠原因进行对症治疗。治疗原则包括:积极治疗原发疾病,纠正导致失眠的疾病症状,缓解精神心理障碍,改善失眠状态和伴随症状等。在失眠的干预和管理中,首先,要建立良好的医患关系,使患者主动合作是十分重要的;其次,指导患者学会记录睡眠日记,了解患者的睡眠行为,纠正错误的失眠认知和不良的睡眠习惯,也是睡眠障碍管理中的重要内容。在药物治疗中,需要注意药物之间的相关作用,尤其是影响华法林等特殊药物浓度的用药;尽量避免使用延长 QT 间期的药物,可根据患者的年龄、耐受性、基础药物的使用情况等方面进行个体化治疗。

三、精神心理问题的干预与管理

在心、脑血管病的危险因素中,心理应激也是不容忽视的,帮助患者提高有效应对精神心理问题的能力对心、脑血管的健康管理也有十分深远的意义。目前,针对存在精神心理问题的心、脑血管疾病患者,主要采取药物治疗和非药物治疗两个方面。药物治疗在前面已进行简单介绍;而非药物治疗的目的在于帮助患者处理所面对的心理问题,减少负面情绪,改善患者的非适应性行为和人际关系,促进人格成熟,采取较适当的方法处理心理问题并有较好的适应能力,主要采用的方法有认知疗法、支持性心理治疗和行为治疗等。

由胡大一教授在 1995 年提出的"双心门诊""双心查房"是双心医学的主要模式,旨在从疾病的整体角度对心血管病合并精神心理障碍的患者进行早期识别、早期诊断和综合治疗。因此,对于脑卒中合并冠心病患者,不仅要关注疾病本身,还应关注患者的精神心理状态,从而促进和完善疾病的二级预防。

(撰写:黄璞峰　审校:袁文超)

第四节　戒烟

吸烟是各类心、脑血管疾病可控危险因素中最有意义的危险因素,也是脑卒中、冠心病、动脉粥样硬化等多种心、脑血管疾病的独立危险因素,长期被动吸烟同样可以增加疾病的发生风险。吸烟对机体产生的病理、生理作用是多方面的,如加速动脉粥样硬化、升高纤维蛋白质水平、促使血小板聚集、降低高密度脂蛋白水平等。因此,在心、脑血管疾病患者进行药物治疗之前,彻底戒烟是首先干预的行为治疗,而主动减少环境暴露,远离烟草环境,也是十分必要的。戒烟的收益包括延缓疾病进展,有效预防动脉粥样硬化性血管病的发生。

一、烟草依赖的诊断和评估

(一)烟草依赖的诊断

正确的认识和评估烟草依赖是戒烟治疗的基础。根据 WHO

疾病分类 ICD-10 诊断标准,确诊烟草依赖综合征需要在过去 1 年内体验过或表现出下列 6 条中的至少 3 条:①对吸烟的强烈渴望或冲动感。②对吸烟行为的开始、结束和剂量难以控制。③当终止或减少吸烟时,出现生理戒断症状。④耐受的依据,如需要使用更多剂量的烟草才能取得以往较低剂量所达到的效果。⑤因吸烟逐渐忽视其他的快乐或兴趣,在获取、使用烟草或从其效应中恢复过来所花费的时间逐渐延长。⑥坚持吸烟而不顾其明显的危害性后果,如过度吸烟引起相关疾病后仍然继续吸烟。

(二) 烟草依赖程度的评估

烟草依赖的程度一般与吸烟的强度和烟龄有相关性。目前,公认的烟草依赖评估量表是法氏烟草依赖标准评估量表(Fagerström test for nicotine dependence,FTND)(表 8-4-1),量表累计分值越高,说明吸烟者的烟草依赖程度越严重,该吸烟者从强化戒烟干预,特别是戒烟药物治疗中获益的可能性越大。该量表的判断结

表 8-4-1 法氏烟草依赖标准评估量表

评估内容	0分	1分	2分	3分
您早晨醒来后多长时间吸第 1 支烟	>60 min	31~60 min	6~30 min	≤5 min
您是否在许多禁烟场所很难控制吸烟	否	是		
您认为哪一支烟最不愿意放弃	其他时间	晨起第 1 支		
您每天吸多少支卷烟	≤10 支	11~20 支	21~30 支	>30 支
您早晨醒来后第 1 个小时是否比其他时间吸烟多	否	是		
您患病在床时仍旧吸烟吗	否	是		

注:0~3 分,轻度烟草依赖;4~6 分,中度烟草依赖;≥7 分,重度烟草依赖

果与血浆尼古丁及其代谢产物的生物学指标一致性较高,量表问题简单,在临床使用中具有简便、实用且可靠性高等特点。对吸烟者进行尼古丁依赖的评估可以预测其在停止吸烟后是否会出现尼古丁戒断反应,还可以评估其是否需要辅助戒烟并帮助其选择辅助戒烟的强度和方法。

二、烟草依赖的治疗

(一)烟草依赖的简短临床干预

从事临床工作的人员是帮助吸烟者戒烟的最佳人选,在工作中应注意对患者进行吸烟史的问诊,并明确建议吸烟者戒烟。简短临床干预针对具有戒烟意愿的吸烟者,提供进一步戒烟指导和帮助;对不具有戒烟意愿的吸烟者,激发其戒烟动机;对最近刚戒烟的吸烟者,积极鼓励和制订进一步的措施。

(二)烟草依赖的心理行为治疗

烟草依赖包括生理依赖和心理依赖。生理依赖一般随着烟草的戒断而逐渐消失,持续时间在1个月左右;心理依赖一般持续时间较长,约3个月。戒烟早期复吸多是由于生理依赖,而晚期则是由于心理依赖。因此,对于戒烟者来说,戒烟成功与否,首先与戒烟意愿是否强烈密切相关;其次,与戒烟动机有关。不同的戒烟动机带来的戒烟动力是不同的。对于心、脑血管疾病的患者来说,吸烟已经造成了严重的后果,其被动的戒烟动机大多比健康者的戒烟动机强烈。因此,在戒烟过程中,患者及医师都要正确认识烟草心理依赖在戒烟过程中的重要性。患者要主动淡化心理依赖,改变不良的生活习惯,尽量脱离烟草相关的生活与工作环境。

(三) 烟草依赖的药物治疗

戒烟药物可以缓解戒烟的症状,辅助有戒烟意愿的患者提高戒烟成功率,但不是所有的戒烟者均需要药物干预才能成功戒烟。作为医师,仍可以向希望获得戒烟帮助的患者提供有效的戒烟药物信息,包括戒烟药物可能会对其他药物的代谢造成的影响,如华法林、氯氮平等。目前,国内批准使用的戒烟药物包括以下几种。

1. 尼古丁替代剂　尼古丁替代制剂包括尼古丁贴片、咀嚼胶等,它们的作用效果与尼古丁相当;主要通过"脱敏作用"使戒烟者逐渐降低对烟草中尼古丁的依赖,可以减少戒断症状,从而提高戒烟成功率。

2. 盐酸安非他酮　安非他酮是一种抗抑郁药物,是第1种可有效帮助吸烟者戒烟的非尼古丁类药物,是指南中的一线用药。

3. 伐尼克兰　是一种高选择性的 $\alpha_4\beta_2$ 受体部分激动药,具有激动药和拮抗药的双重活性,既可以缓解对尼古丁的渴望与戒断症状,也可以通过阻断尼古丁与受体的结合,降低吸烟的奖赏效应。

(四) 烟草依赖的非药物治疗

中医学中的针灸戒烟,通过穴位刺激进行戒烟治疗,对于烟龄较短,依赖程度较低,且有主动戒烟意愿的患者效果良好。

三、戒烟的咨询和方法

在戒烟门诊,医师应认真询问患者的吸烟状况,评估其戒烟意愿。患者在进行戒烟咨询时应尽量采用"1对1"的模式,以提高戒烟成功率。目前主要通过"5R"法增强吸烟者的戒烟动机,采取"5A"法帮助吸烟者戒烟。

"5R"法通过相关性(relevance)、危险性(risk)、得益性(rewards)、障碍性(roadblocks)和反复性(repetition)5个方面,对吸烟者进行

引导,强调吸烟的严重危害、戒烟的目的和意义,解除其顾虑,强化戒烟愿望并付诸行动。

"5A"法分为询问(ask)、评估(assess)、建议(advise)、帮助(assist)、随访(arrange)5个步骤。

对于已经戒烟的患者应采取措施防止复吸,在戒烟过程中应给予患者充分的肯定,并持续关注患者的戒烟进程。对于暂时未能戒烟的患者,也要采取鼓励的方法加强控烟管理。

(撰写:黄璞峰　审校:袁文超)

第五节　血脂管理

血脂异常的主要危害是增加 ASCVD 的发病危险。血脂异常主要是指血清中胆固醇和(或)甘油三酯水平升高,目前常用的临床分类把血脂异常分为高胆固醇血症、高甘油三酯血症、混合型高脂血症和低 HDL-C 血症。

一、血脂异常的筛检

早期筛检血脂异常的个体,监测血脂水平,是 ASCVD 有效的防止措施。建议 20~40 岁成年人至少每 5 年测量 1 次血脂;建议 40 岁以上男性和绝经后女性每年检测血脂;ASCVD 患者及其高危人群,应每 3~6 个月检测 1 次血脂;对于 ASCVD 的住院患者,应在入院后 24 h 内检测血脂。

二、血脂异常的治疗策略

血脂异常的治疗宗旨是防控 ASCVD,减低心肌梗死、缺血性卒中、冠心病死亡等心血管病临床事件的发生危险。目前推荐以 LDL-C 为首要干预靶点；而非 HDL-C 作为次要干预靶点。根据多项大规模临床试验的研究结果显示，他汀类药物在 ASCVD 的一级和二级预防中均能够显著降低心血管事件危险，因此他汀类药物已经成为防治该类疾病最重要的药物，临床上调脂治疗首选他汀类药物。对于启动调脂治疗的患者，应在首次服药后的 6 周内复查血脂及转氨酶和肌酸激酶；如血脂达标，且无药物不良反应，则可改为 6~12 个月复查 1 次；如血脂未达标且无药物不良反应者，每 3 个月监测 1 次。如治疗 3~6 个月后，血脂仍未达到目标值，则需调整调脂药剂量或种类，或联合应用不同作用机制的调脂药物进行治疗。每当调整调脂药物种类或剂量时，都应在治疗 6 周内复查血脂。对于非药物治疗患者，每 3~6 个月复查血脂；如血脂达标则可继续采用非药物治疗，复查周期为 6~12 个月。

三、治疗性生活方式的措施

血脂异常与饮食和生活方式关系密切，饮食治疗和生活方式的改变是血脂异常的治疗基础。建议每日胆固醇摄入量<300 mg，尤其对于 ASCVD 等高危患者，脂肪摄入量不超过总能量的 20%~30%；高胆固醇血症者，饱和脂肪酸摄入量应<总能量的 7%，反式脂肪酸摄入量应<总能量的 1%，脂肪摄入应优先选择富含 ω-3 多不饱和脂肪酸的食物。肥胖是血脂代谢异常的重要危险因素，控制和维持健康体重，有利于血脂控制。建议每日能量总摄入量减少 1 255.2~2 092 kJ（300~500 kcal），并改善饮食结构，对于肥胖或者超重的患者，体重应减少 10% 以上，BMI 比值控制在 20.0~23.9。

（撰写：黄璞峰　审校：赵莉芳）

第六节 高血压

人群中血压呈连续性的正态分布,正常血压和高血压的划分无明确界限,高血压的诊断标准是根据临床及流行病学分析界定的。根据《中国医师协会关于我国高血压诊断标准及降压目标科学声明(2017)》,我国的高血压诊断标准仍采用收缩压≥140 mmHg 或舒张压≥90 mmHg 的标准,降压目标值为收缩压<140 mmHg 和舒张压<90 mmHg。心脏和血管作为高血压病理生理作用的主要靶器官,长期的高血压可导致动脉粥样硬化、脑卒中等严重并发症。

一、血压管理的目标

高血压患者治疗的获益,主要来自降低血压水平本身,通过降低血压减少对靶器官的损伤,从而最大限度地减少心、脑血管事件和死亡风险。对于一般高血压的患者,血压控制目标为<140/90 mmHg;对于合并糖尿病、慢性肾脏病、病情稳定的冠心病患者,降压目标应<130/80 mmHg;对于年龄≥65 岁的老年高血压患者,推荐血压控制目标为<150/90 mmHg,若能够耐受可降低至140/90 mmHg 以下;对于老年或伴严重冠心病的糖尿病患者,考虑到血压过低会对患者产生不利影响,可设定相对宽松的降压目标值,血压控制目标可放宽至<140/90 mmHg。

对于血压的控制,在强调目标值的同时,要避免血压下降速度过快和降得过低,以免引起心、脑、肾等重要脏器灌注不足而导致缺血事件。一般患者应经过 4~12 周的治疗使血压达标,老年患者、冠状动脉或双侧颈动脉严重狭窄及耐受性差的患者,达标时间应适当延长,一般长效降压药要发挥稳定的降压作用一般需要 1~

2周。

二、抗高血压药物的使用原则

降压药物的应用应遵循一定的药物使用原则。①剂量原则：一般人群采用常规剂量，老年人从小剂量开始。②优先原则：优先选择长效制剂（从长时疗效和平稳性考虑）和固定复方制剂（从依从性考虑）。③联合原则：联合用药（2级高血压或高危人群）。④个体化原则：依据不同并发症和患者对药物耐受性的不同给予个体化用药。

三、高血压患者的自我管理

高血压患者的自我管理是防控高血压的良好方法。患上高血压，患者不仅需要医师的合理建议，自己也要正确认识疾病、配合治疗。高血压自我管理的实质是患者教育，即在医师的指导下，患者自己照顾自己疾病的慢性病自我管理方法。让患者认识高血压的危害，学会监测血压，学习如何调整膳食、戒烟限酒、适量运动、保持心情愉快等保健知识，增强防治高血压的能力及降压治疗的依从性，提高高血压的控制率，以上都是高血压患者自我管理的重要内容。

四、血压的家庭测量

家庭自测血压已成为高血压诊断和疗效评价的重要手段，具有简单易行、真实可靠的特点，可以用于鉴别白大衣性高血压、隐蔽性高血压和难治性高血压。家庭自测血压水平应低于诊室血压水平约5 mmHg，即家庭自测血压135/85 mmHg相当于诊室血压的140/90 mmHg。尽管家庭自测有利于高血压患者了解自己的血压水平，增加治疗依从性，但对于某些心律失常的患者、精神焦虑及紊乱或擅自改变治疗方案的患者,不推荐家庭自测血压。

五、血压管理的注意事项

血压管理是一个长期过程。在降压治疗中要正确地认识降压药物的作用,首先降压药不会产生耐药性,其次降压药物需要长期甚至终身服用。降压治疗强调个体化治疗,因此,在规律服用降压药物的同时,也应注意血压控制情况;合理膳食、适量运动、戒烟限酒及心理健康是人类健康的四大基石,不应单纯依靠药物,而忽视生活方式的改变。

(撰写:黄璞峰　审校:赵莉芳)

第七节　糖尿病

糖尿病是一组由多病因引起的以慢性高血糖为特征的代谢性疾病。高血糖则是由于胰岛素分泌和(或)作用缺陷所引起的。流行病学研究显示,糖尿病是缺血性脑卒中、冠心病等 ASCVD 的独立危险因素,尤其是 2 型糖尿病患者中 ASCVD 的发病率明显升高。

一、糖尿病的筛查

对糖尿病进行筛查有助于糖尿病的早发现和早治疗,并能提高糖尿病并发症的防治水平,尤其是对糖尿病的高危人群。对于成年糖尿病高危人群,应及早开始进行糖尿病筛查;对于儿童和青少年的糖尿病高危人群,宜从 10 岁开始,但青春期提前的个体则推荐从青春期开始。首次筛查结果正常者,宜每 3 年至少重复筛查 1 次。对于高危人群的血糖筛检采用空腹血糖或者任意点血糖筛检,如果空腹血糖≥6.1 mmol/L 或任意点血糖≥7.8 mmol/L 时,建议行口服葡萄糖耐量试验(oral glucose tolerance test, OGTT)。需要注意的是,针对糖尿病的临床诊断应依据静脉血浆血糖而不是毛细血管血糖检测结果。

二、血糖监测及目标

对糖尿病患者进行血糖控制,尤其是糖尿病的早期阶段,严格控制血糖可以显著降低糖尿病微血管病变、心肌梗死等大血管病变的发生风险。临床上的血糖监测方法包括利用血糖仪进行的毛细血管血糖监测、持续葡萄糖监测 HbA1c 和糖化白蛋白(glycated albumin,GA)的检测等。

(一)毛细血管血糖监测

对于所有的糖尿病患者均需要进行毛细血管血糖监测。具体原则如下:①血糖控制不佳或病情危重的住院患者应每天监测 4~7 次血糖或根据治疗需要监测血糖。②采用生活方式干预控制糖尿病的患者,可根据需要有目的地通过血糖监测了解饮食控制和运动对血糖的影响来调整饮食和运动。③使用口服降糖药者每周监测 2~4 次空腹或餐后 2 h 血糖。④使用胰岛素治疗者根据胰岛素治疗方案进行相应的血糖监测。

(二)HbA1c

HbA1c 反映糖尿病患者过去 1~2 个月内血糖控制情况,是临床上作为评估长期血糖控制情况的"金标准",也是决定是否需要调整治疗方案的重要依据。在治疗之初建议每 3 个月检测 1 次,一旦达到治疗目标可每 6 个月检查 1 次。

(三) 糖化白蛋白

GA 能反映糖尿病患者检测前 2~3 周的平均血糖水平,是评价患者短期糖代谢控制情况的良好指标,尤其是对于糖尿病患者治疗方案调整后的疗效评价。其参考值为 11%~17%。

(四) 持续葡萄糖监测

持续葡萄糖监测是通过葡萄糖传感器监测皮下组织间液的葡萄糖浓度变化的技术,可以提供更全面的血糖信息,了解血糖波动的特点,为糖尿病个体化治疗提供依据。适用于 1 型糖尿病患者、需要胰岛素强化治疗的 2 型糖尿病患者、糖尿病合并妊娠和其他特殊情况。

三、糖尿病的饮食干预

饮食干预是糖尿病的基础治疗方法,通过调整饮食总能量、饮食结构及分配比例,从而进行血糖控制,有助于维持理想体重并预防营养不良的发生,是糖尿病及其并发症的预防、治疗、自我管理和教育的重要组成部分。

糖尿病营养治疗的目标:①维持健康体重。超重/肥胖患者减重的目标是 3~6 个月减轻体重的 5%~10%。消瘦者应通过合理的营养计划达到并长期维持理想体重。②实现营养均衡,满足患者对微量营养素的需求。③达到并维持理想的血糖水平,降低 HbA1c 水平。④减少血脂异常和高血压等心血管疾病的危险因素。

(撰写:黄璞峰 审校:袁文超)

第九章 脑卒中合并冠心病患者运动损伤的康复治疗

脑卒中患者在长期的肢体康复训练中,由于躯干、肢体姿势的异常,力量、耐力的不足,以及平衡、协调的困难,有着比常人更高的运动损伤风险。以下介绍其在运动或训练中常见的运动损伤及处理方法。

第一节 肩袖损伤

肩袖损伤是指肩袖肌腱和肩峰下滑囊炎的创伤性炎症。

一、损伤机制

偏瘫患者肩袖周围力量薄弱,偏瘫侧稳定机制破坏,肩肱节律丧失,退变及错误的被动活动再加上肱骨大结节与肩峰及喙肩韧带反复挤压、摩擦和牵扯,易造成肩袖损伤。在偏瘫患者中,肩袖撕裂的发生率达33%～40%。当肩关节外展至60°～120°时,摩擦和挤压最为严重。外展超过120°时,因肩胛骨随之发生上回旋,使冈上肌肌腱与肩峰间的距离增大,这种摩擦和挤压现象随之缓解或消失。肌腱的长期磨损可致变性,在肌腱发生变性的基础上再遭到外力作用,可发生肌腱断裂。

肩袖损伤包括肩袖撕裂和肩袖肌腱病，肩袖撕裂又分为完全撕裂和部分撕裂。

二、临床表现与诊断

（一）病史

多数患者有外伤史；部分无外伤史，症状渐起。

（二）症状

疼痛多在肩前外侧，可向斜方肌、上臂及前臂放射，肩关节活动受限，上举时肩关节疼痛症状加重，不少患者夜间疼痛加剧。肩关节连续伸屈运动时可有关节内摩擦音。病程3个月以上者，可有冈上肌、三角肌萎缩。

（三）体征

（1）肩峰下间隙、大结节近侧压痛。

（2）疼痛弧征阳性。主动或被动地使上臂外展至60°~120°或内外旋转时疼痛，但继续外展超过120°后或用力牵拉上臂后再开始外展时，疼痛常可缓解或消失。当上臂从180°上举位放下时，同样也在60°~120°出现疼痛，<60°后疼痛又缓解或消失，即出现所谓"疼痛弧"，这是肩袖损伤尤其是冈上肌损伤的重要现象。

（3）坠肩试验阳性。抬高患臂至90°~120°，去支持后患臂坠落时出现肩部疼痛。

（4）撞击试验阳性。前臂注射10 ml利多卡因后再行撞击试验，症状缓解。这是鉴别肩袖损伤与其他肩关节疼痛的重要现象。

（四）影像学检查

肩关节X线检查能帮助了解肩关节骨组织的病变情况，以排除由于骨组织病变如肩锁关节骨疣、肩峰前方骨赘、肩峰形态异常等所产生的撞击症状。肩关节造影时注入造影剂后拍肩关节正侧位片，若见造影剂由损伤处溢入肩峰下滑囊有重要的诊断价值。本病主要的影像学检查是肩关节 MRI，它已成为检查肩关节软组织如肩袖、韧带、肌腱等病变的重要手段。对于肩袖损伤患者，MRI 高信号，连续性中断，并提示损伤的程度、大小和残余肩袖组织的情况，诊断准确度可达 84%～100%。

四、治疗

（一）非手术治疗

早期以热敷和休息为主，可用非类固醇抗炎镇痛消炎。多数患者对激素注射敏感，可在肩峰下注射利多卡因和皮质激素混悬液，但应控制次数。此外，患者应每日做被动练习以避免关节僵硬，待急性炎症控制后，应加强有阻力的力量练习。

（二）手术治疗

适应证为肩袖较大范围撕裂，非手术治疗无效的肩袖撕裂，以及合并存在肩峰撞击因素的病例。术后开始早期功能锻炼，6 周前以被动练习为主，6 周后可主动做过肩练习并逐步加强肌肉练习。

（三）康复治疗

（1）肩部冰敷，以减轻肿胀、提高痛阈，同时主动活动手、腕及肘部，抬高患肢，被动活动肩部以减少粘连。手、腕、前臂及肘等相邻关节主动活动练习，均为 3 次/天，5～10 个/次。

（2）运动疗法：组织损伤或损伤后的制动、固定有可能使肌肉、肌腱、韧带、关节囊缩短，从而使关节的活动受限。

(3) 物理治疗：包括温热疗法，低、中频电疗法，高频电疗法，超声波疗法等。

（撰写：李 擎　审校：王 磊）

第二节　肱二头肌腱病变

43.75%的无肩痛卒中患者存在肱二头肌肌腱病变，50%的肩痛卒中患者存在肱二头肌肌腱病变。肱二头肌肌腱病变包括腱鞘炎、腱鞘积液、肌腱撕裂、肌腱断裂等，其中以肱二头肌长头腱腱鞘炎或积液最多见。

一、损伤机制

偏瘫患者本身或医护人员进行不正确的被动或辅助主动肩外展、上举、内旋时，冈上肌肌腱和大结节产生撞击，肱二头肌肌腱在肱骨头、肩峰和喙锁韧带之间产生撞击而引起疼痛。

肩关节外伤时（如肩关节脱位）可以直接牵拉肱二头肌肌腱造成肌腱的损伤甚至断裂。

二、临床表现

（一）症状

肱二头肌长头肌腱损伤表现一般为肩痛和屈肘功能减弱及屈肘用力时疼痛加重。患者一般会感到结节间沟区域持续的疼痛和强烈的压痛，也有一部分患者疼痛区域模糊，大部分患者无明确的外伤史。肱二头肌长头腱的近端病损会引起肩关节功能障碍和疼痛，肩关节活动范围受限和前臂放射疼痛，严重影响患者的运动功能和生活质量。

肱二头肌短头肌腱损伤以喙突部疼痛、压痛、肿胀、活动（高举、外展、外旋、后伸）障碍为主症,肩部疼痛、功能障碍和肌肉萎缩,肩部喙突处疼痛,可蔓延到全肩部、上背部疼痛。

(二) 体征

1. *局部压痛* 疼痛通常局限于肩关节前部,压痛主要集中在结节间沟内,有时会放射到上臂甚至手,但是缺乏精确的疼痛定位。

2. *肱二头肌紧张试验（又称为 Yergason 征）* 屈肘时抗阻力旋后,在肩前内侧引起疼痛为阳性,见于肱二头肌长头腱鞘炎。

3. *Popeye 征* 肱二头肌长头肌腱损伤患者可出现上臂掌侧的质软肿块,肿块位置随着屈伸活动可以改变。

4. *Speed 试验* 患者站立状态下维持肘关节背伸前臂内旋,当抬肩时予以一个向下的压力,可以诱发出明显的疼痛。

(三) 影像学检查

MRI 是除了关节镜以外最有效的检查。关节镜检查是目前诊断肱二头肌长头腱疾病的最佳方法,可检查结节间沟情况,同时可在活动肩关节的情况下精确诊断出某些隐藏损伤并进行治疗。

三、治疗

（1）对于原发性肱二头肌腱炎,保守治疗是首选的治疗方法。患者应注意休息,采取冰敷、减少运动量的方法。

（2）非类固醇类抗炎镇痛药可减轻水肿、消除炎症及疼痛来加速恢复过程。

（3）物理疗法：温热疗法,低、中频电疗法,高频电疗法,超声波等。

（4）运动疗法可改善因组织损伤或损伤后的制动、固定所致肌肉、肌腱、韧带、关节囊缩短，从而减少关节的活动受到限制。

（撰写：李　擎　审校：王　磊）

第三节　膝关节半月板损伤

半月板损伤是一种以膝关节局限性疼痛，部分患者有"打软腿"或膝关节交锁现象，股四头肌萎缩，膝关节间隙固定的局限性压痛为主要表现的疾病。在脑卒中后膝关节疼痛患者中，半月板损伤的发病率最高。

一、损伤机制

半月板损伤的原因为，在膝关节屈伸活动中，由于脑卒中后患侧肢体感觉受损，特别是本体感觉的减退，合并肌肉力量下降、灵活性减退，导致半月板不能随胫骨平台移动，使其易受股骨髁与胫骨平台的挤压而损伤。同时，由于内侧半月板较大，加之膝关节的屈伸活动，故脑卒中患者中多见内侧半月板损伤。

二、临床表现与诊断

（一）症状

最主要症状是行走疼痛，膝关节疼痛，肿胀。休息、消肿镇痛治疗后，症状可减轻，但运动后仍有疼痛，尤以关节屈伸至某个角度明显。行走"打软腿"，尤其是上下楼梯时感到下肢无力。部分患者膝关节活动时可感到弹动并听到弹响声。关节绞锁即行走时突然感觉膝关节疼痛异常，不能活动，甚至跌倒，是由于半月板撕裂卡住关节所致。

(二) 体征

1. 膝关节间隙压痛　是半月板撕裂重要的诊断依据。

2. 回旋挤压试验（McMurray 征）　患者仰卧，检查者一手置于患膝，另一手握住踝部，将膝关节完全屈曲，然后将小腿极度外旋外展，或内旋内收，在保持应力状态下，逐渐伸直膝关节，在伸直过程中，如有"弹响"感或听到"咔嗒"声，即为阳性，提示半月板破裂。依据疼痛和响声部位，判断半月板破裂部位。

3. 膝关节过伸试验　膝过伸时引起疼痛即为阳性。

4. 膝关节极屈试验　膝关节极屈时引起疼痛，尤其是后角破裂时。

5. 研磨试验（Apley 试验）　患者仰卧、屈膝至 90°。在加压情况下，研磨（旋转）膝关节，出现疼痛为阳性。

6. 单腿下蹲试验　如脑卒中患者下肢功能和平衡功能允许的情况下，可让患者单腿支撑，并做下蹲站立动作，出现疼痛或不能完成动作为试验阳性。

(三) 影像学检查

1. 膝关节 X 线片检查　排除关节骨性结构损伤。
2. 膝关节 MRI 检查　为诊断半月板损伤的重要手段。

三、治疗

(一) 非手术治疗

半月板撕裂的非手术治疗适用于急性的边缘性垂直纵裂，与关节囊连接处的撕裂或不完全撕裂。急性期时注意伤后冷敷治疗,抬高患肢休息。如关节明显肿胀,表明存在积液(或积血),可在严格无菌操作下抽出积液,并用弹力绷带稍加压包扎。如关节有"交锁",应由专科医师行手法治疗解除"交锁"。膝关节支具固定4～6周,以促进半月板损伤的愈合。在固定期间和去除固定后,都要积极锻炼股四头肌,以防肌肉萎缩;去除固定后,还要进行关节活动度训练,以防止出现关节僵直等并发症。

(二) 手术治疗

如经非手术治疗无效,症状和体征明显,诊断明确,应及早手术,以防发生创伤性关节炎。

1. 半月板切除术　根据被切除的范围,又可分为部分切除、次全切除和全切除术。

2. 半月板缝合修复　半月板缝合修复是半月板损伤治疗的理想手术方法。

3. 术后功能训练　术后伸膝位加压包扎,次日开始做四头肌静止性收缩练习。2～3 d后开始做直腿抬高运动,以防股四头肌萎缩。2周后,结合卒中患者下肢功能和平衡功能条件开始床边踏车训练或下地行走,一般在术后2～3个月可恢复正常功能。

(撰写:李　擎　审校:王　磊)

第四节　膝关节前交叉韧带损伤

前交叉韧带是维持膝关节稳定的重要结构。前交叉韧带损伤会严重影响患者膝关节的稳定性和关节功能,降低运动能力,并进一步导致继发性的半月板、关节软骨损伤,最终发生退行性骨关节炎。

一、损伤机制

前交叉韧带的主要作用为限制胫骨前移。在胫骨过度的前后移位、膝关节过度的内外旋和膝关节过度的屈伸运动时,都可能在韧带起止点或韧带的本身发生撕裂和断裂。膝关节过伸为脑卒中后常见的并发症,发生率高达 40%～68%。脑卒中后膝关节过伸,下肢伸肌痉挛,导致前交叉韧带的过度牵拉损伤。

二、临床表现

(一) 症状

创伤发生时,患者在运动过程中常会听到破裂声,随后出现膝关节疼痛、活动受限和明显的肿胀。急性期过后,患者症状可明显减轻,关节活动可以逐渐恢复。患者述关节无力,不稳定感,部分患者偶尔会出现"打软腿"现象。

(二) 体征

1. 前抽屉试验　患者仰卧,将患膝屈曲至 90°。检查者坐在患者健肢足背上以固定下肢。双手拇指置于小腿近端前方,另外四指置于小腿近段的后方,分别在小腿外旋位、中立位、内旋位下向前牵拉胫骨上端,观察胫骨结节向前移位的程度。正常应两侧对称,前交叉韧带损伤时,患侧可有明显前向松弛感、胫骨髁前移范围明显增大,其中内旋位前抽屉试验可检查前交叉韧带、外侧韧带结构,中立位前抽屉试验检查前交叉韧带,外旋位前抽屉试验可检查前交叉韧带和内侧韧带结构。

2. 拉赫曼试验(Lachman 试验)　患者仰卧,屈膝 15°。检查者一手固定患者大腿下端,另一只手握住小腿下端,向前方拉动。与健侧比较,胫骨髁出现异常地向前移动,或者明显的髁部撞击感为阳性。

3. 轴移试验　前交叉韧带损伤后会导致膝关节不稳定,该试验就是利用手法检查再现关节不稳的一种检查方法。进行轴移试验时,患者仰卧位,屈髋45°,伸膝,下肢外展。

(1) 轴移试验一度:内旋小腿并施以膝外翻应力,从伸直位逐渐屈膝,在近20°和40°时,有胫骨外髁旋前的弹跳。

(2) 轴移试验二度:小腿中立并施以膝外翻应力,从伸直位逐渐屈膝,在近20°和40°时,有胫骨外髁旋前的弹跳。

(3) 轴移试验三度:外旋小腿并施以膝外翻应力,从伸直位逐渐屈膝,在近20°和40°时,有胫骨外髁旋前的弹跳。

(三) 辅助检查

1. X线平片检查　多数无明显阳性表现,少数病例前交叉韧带抵止部撕脱时,可以出现撕脱骨折。前方应力位侧位片可见胫骨髁向前方移位。

2. MRI检查　可见前交叉韧带消失、连续性中断、扭曲、波浪状改变,或者增粗,呈弥散性。

3. 关节镜检查　可以直接观察到前交叉韧带损伤及其范围、部位,还可在明确诊断的同时行前交叉韧带修复重建。

4. KT-2000膝关节测量仪　两侧对比,差别>3 mm可以诊断前交叉韧带损伤。

三、治疗

(一) 非手术治疗

(1) 急性期注意膝关节冰敷以消肿止痛。

(2) 前交叉韧带部分损伤时,早期可有关节内积血,应及时抽出,以减少膝部不适与粘连。必要时加压包扎,减少再出血。

(3) 采用支具制动膝关节。

(4) 消炎镇痛药和物理治疗：减轻膝部疼痛和肿胀，便于早期恢复关节活动度，以免膝关节僵直。

(5) 功能锻炼：在肿痛减轻后，进行膝关节活动度训练和下肢肌力训练，尽快恢复膝关节功能。

（二）手术治疗

前十字韧带完全断裂的最佳治疗方案是手术重建前十字韧带。关节镜下前交叉韧带重建术创伤小、效果显著，已被广泛地应用。

术后应采取积极的康复训练。

1. 术后第 0~2 周　强调膝关节完全被动伸直，以控制术后疼痛、肿胀。可予冰敷，并采取如下训练：踝泵训练、等长训练、活动髌骨、直腿抬高训练、关节活动度训练（被动的闭链的屈膝锻炼，使用 CPM 进行屈伸膝锻炼），以防止粘连、肌肉萎缩，以及股四头肌抑制。

2. 术后第 3~4 周　继续以上练习，增加终末伸膝肌肉力量练习、抗阻的踝跖屈训练、膝关节活动度的锻炼，提高膝关节控制能力及稳定性；进行站立位直腿抬高训练及勾腿训练，逐步改善步态。

3. 术后第 5~12 周　关节活动度与健侧相等，跪坐训练，功率自行车训练，强化肌力训练（抗阻肌力训练，等速测试及训练），改善关节稳定性（本体感觉训练），恢复损伤前日常生活能力。

4. 术后第 4~6 月　强化肌力训练。并在运动中佩戴护膝，强化关节稳定性，恢复日常生活各项活动。

（撰写：李　擎　审校：王　磊）

第五节 合理运动

缺乏体力活动是脑卒中和冠心病的共同危险因素。体力活动的缺乏往往导致心肺功能适应性下降,而心肺功能的下降使得体力活动更加疲惫,从而形成恶性循环,影响患者健康状态与生活质量。因此,在脑卒中合并冠心病患者的康复过程中,运动训练是其核心内容。目前,心、脑血管疾病的康复运动形式主要包括有氧运动、抗阻运动、柔韧性训练等,其中有氧运动是所有运动形式的基础,也是最为有效的运动形式。但由于脑卒中合并冠心病患者不仅存在心肺功能不全的问题,还有肢体的运动功能障碍,对于这部分患者如何控制运动强度,制订合理的运动处方既是重点也是难点。在本书的其他章节已经详细地介绍了运动功能和心肺功能的评定及运动方案的制订。但在实际操作中,还有一些值得关注和干预的问题。

一、如何避免运动损伤

大多数心、脑血管疾病患者为中老年人,可能并发许多其他退行性疾病,他们本身就是跌倒的高危人群。因此,在康复运动的过程中,预防运动损伤显得尤为重要。

在康复运动训练中,需要注意以下几个方面:①选择适合自己的运动项目和锻炼方式。②运动前应进行充分的准备活动。③运动康复应循序渐进,并适量进行力量训练,提高肌力及关节稳定性。④避免过度疲劳和累积性损伤。⑤提高自我保护能力及意识,选择舒适的衣物。

二、运动处方的实施和资料管理

在运动处方的实施中,应注意训练过程中的课程安排、训练强度的调整、运动记录与资料的管理。通过与以往有效、安全的运动或训练资料进行对比,确定每位患者个体化的运动方案,并视病情与身体状况的变化做适当的调整。

(撰写:黄璞峰　审校:袁文超)

第十章 脑梗死合并冠心病患者运动康复病例

第一节 病例一

一、病例资料

（一）现病史

患者，男性，61岁，因左侧肢体活动不利4个月余主诉入院。患者入院4个多月前（2016年12月）无明显诱因下出现口眼歪斜及左上肢麻木，自觉左侧肢体乏力，无法站立，第2日晨起自觉左侧肢体乏力加重，至外院查头颅MRI示右侧基底节区片状新发缺血灶，经内科治疗遗留左侧肢体活动不利，后经康复治疗可监护下短时间扶走，现为进一步康复治疗收入院。

患者胃纳、夜眠可，进食饮水无呛咳，二便如常，近期体重无明显改变。

（二）既往史

有高血压病6年余，最高血压180/100 mmHg，规则服药，血压控制尚可。患者自入院前2个月始反复胸闷，心前区不适，无明显头晕、头痛，无黑矇、晕厥。2017年2月行DSA检查并植入支架1枚，术后胸闷较前减轻，活动后偶有气促。

(三) 个人史

吸烟 20 余年,每日 20 支,偶饮酒。

(四) 体格检查

查体:T 36.6℃,P 71 次/分,R 18 次/分,BP 130/75 mmHg,身高 170 cm,体重 75.3 kg,BMI 26.06 kg/m^2。神清,呼吸平稳,口唇无绀。颈软,颈静脉无怒张,气管居中,心前区未见异常隆起、凹陷,心脏相对浊音界叩诊无扩大,HR 71 次/分,律齐,各瓣区未闻及病理性杂音,双下肢无浮肿。

(五) 专科检查

理解力可,反应可,口齿清楚,交流无困难,查体配合,左侧鼻唇沟变浅,伸舌左偏,咽反射正常,Brunnstrom 分级左上肢 3 级,手 3 级,下肢 4 级,左侧肢体浅感觉减退,位置觉减退。左侧肱二头肌反射、肱三头肌反射、膝反射活跃,左侧巴氏征(+),左上肢屈肌张力 1 级,坐位平衡 2 级,立位平衡 1 级,ADL 40 分。

(六) 辅助检查

1. 心电图　窦性心律,T 波改变。

2. 心脏超声　左室轻度增厚,二尖瓣轻度反流,左室舒张功能轻度减低,LVEF 58%。

3. 头颅 MRI　右侧基底节区片状新发脑梗死,双侧半卵圆、基底节区、海马回腔隙性脑梗死。

4. DSA　回旋支中段钝缘支分叉真性病变 95% 狭窄,钝缘支开口 90% 狭窄,右冠状动脉近段 40% 狭窄、中段 50% 狭窄,于回旋支植入支架一枚。

二、诊断及诊断依据

（一）诊断

脑梗死后，左侧肢体运动感觉功能障碍，平衡功能障碍，日常生活自理能力障碍；冠心病，PCI 术后，心功能 2 级；高血压病 3 级（极高危）。

（二）诊断依据

1. 症状　口眼㖞斜及左上肢麻木，左侧肢体活动不利。
2. 查体　左侧鼻唇沟变浅，伸舌左偏，Brunnstrom 分级左上肢 3 级，手 3 级，下肢 4 级，左侧肢体浅感觉减退，位置觉减退。左侧巴氏征（＋），左上肢屈肌张力 1 级，坐位平衡 2 级，立位平衡 1 级，ADL 40 分。
3. 辅助检查

(1) 头颅 MRI：右侧基底节区片状新发脑梗死。

(2) DSA：回旋支中段钝缘支分叉真性病变 95% 狭窄，植入支架 1 枚。

（三）鉴别诊断

1. 短暂性脑缺血发作　好发于中老年人，患者突然出现头晕、一侧肢体偏瘫，一过性黑矇，症状持续 10～20 min，多在 1 h 内缓解，最长不超过 24 h，不留后遗症。查体无明显阳性体征。头颅 CT/MRI 检查无阳性表现。
2. 脑出血　本病好发于中老年有高血压的患者，发病急，活动中起病，进展快，多有头痛、呕吐等颅内压升高症状，常有意识障碍。头颅 CT 可见脑实质内有高密度病灶，可鉴别。

三、治疗经过

(一) 一般治疗

抗血小板聚集(氯吡格雷),稳定斑块(阿托伐他汀),控制血压(氨氯地平),降低心肌耗氧(倍他乐克),扩冠(单硝酸异山梨酯)。

(二) 心肺运动测试

入院第 3 日进行第 1 次心肺运动试验。测试方案:RAMP 方案(斜率 10 W/min)。

测试经过:运动总时间 6 分 29 秒,目标心率 134 次/分,运动最大心率 107 次/分,未达到目标心率,未测出 VO_2 max。运动负荷 30 W 时测得无氧阈摄氧量[摄氧量/kg:9 ml/(min·kg)](表 10-1-1)。与运动前相比运动中、运动后未见 ST 段异常变化。

表 10-1-1 第 1 次心肺运动测试结果

时间	HR (次/分)	BP (mmHg)	代谢当量 (METs)	负荷 (W)	氧脉搏 (ml/beat)	CO_2 呼出 量(l/min)	摄氧量 (l/min)	摄氧量 /千克[ml/ (min·kg)]	每分 通气量 (l/min)
安静时	72	117/69	1.0		2.8	0.190	0.225	3	10.9
0 瓦时	80	129/75	1.8	0	4.6	0.362	0.415	5	17.1
无氧阈时	93	133/79	2.3	30	5.9	0.512	0.510	9	19.6
峰值摄氧 量时	104	139/82	2.7	32	6.9	0.697	0.619	11	28.7

(三) 康复治疗

1. 康复目标 完善左上肢主动运动、诱发左上肢分离运动,完善左下肢分离运动,提高坐、立位平衡能力,改善手功能及心肺功能,提高生活自理能力,控制基础疾病,预防再次脑卒中的风险因素。

2. 康复治疗计划

（1）脑卒中康复治疗方案：偏瘫肢体综合训练完善左侧肢体主动运动及分离运动、手功能训练改善患手功能，平衡训练提高坐立位平衡能力、作业治疗提高生活自理能力。

（2）有氧运动处方：

1）运动形式：踏车。

2）运动频率：每周 3～5 次。

3）运动强度：取无氧阈值出现前 1 min 的强度为有氧踏车训练的靶强度，即代谢当量 2.0 METs；踏车负荷 20 瓦（60 转/分），靶心率 90 次/分。

（4）热身运动：有氧操 5 min。

（5）整理运动：放松练习及牵伸练习 5～10 min 恢复至平时的呼吸和心率。

(四) 合理营养

患者 BMI 为 26.06 kg/m^2，应适当减少能量摄入，控制体重，使 BMI＜24 kg/m^2。

(五) 日常生活指导

根据心肺运动试验测得患者能量消耗水平在 2.7 METs，故建议患者可进行洗漱、穿衣、洗碗和轻家务。

(六) 健康教育

提醒戒烟戒酒。

四、目前状况

患者康复治疗过程中未出现胸闷、心悸、大汗，血压异常，心电监护示有氧运动过程中未出现室性心律失常,经过 12 周康复治疗,患者可以监护下独立步行,行走欠稳。

查体:体重 73.6 kg,BMI 25.46 kg/m^2,Brunnstrom 分级左上肢 4 级,手 4 级,下肢 5 级,坐位平衡 3 级,立位平衡 3 级,ADL 70 分。

复测心肺运动试验,运动负荷 39 W 时测得无氧阈摄氧量[摄氧量/kg:12 ml/(min·kg)],峰值摄氧量 13 ml/(min·kg),患肢参与下的运动能量消耗水平可达 3.6 METs(表 10-1-2)。

表 10-1-2 第 2 次心肺运动测试结果

时间	HR(次/分)	BP(mmHg)	代谢当量(METs)	负荷(W)	氧脉搏(ml/beat)	CO_2 呼出量(l/min)	摄氧量(l/min)	摄氧量/千克[ml/(min·kg)]	每分通气量(l/min)
安静时	67	134/88	1.3		5.7	0.276	0.338	5	13.9
0 瓦时	79	146/88	2.7	0	9.1	0.513	0.848	10	20.8
无氧阈时	98	156/96	3.3	41	9.4	0.835	0.836	12	29.4
峰值摄氧量时	115	164/98	3.6	45	10.2	0.939	0.906	13	32.5

五、调整康复治疗方案

1. 康复目标调整 完善左侧肢体分离运动,提高左上肢精细运动能力,提高步行稳定性及步行耐力,改善心肺功能,提高生活自理能力,控制基础疾病,预防再次脑卒中的危险因素。

2. 康复治疗计划

(1) 脑卒中康复治疗方案调整:偏瘫肢体综合训练完善左侧肢体分离运动,手功能训练及作业治疗改善左手精细运动功能,平衡训练提高坐步行稳定性,作业治疗提高生活自理能力。

(2) 有氧运动处方调整:运动强度取无氧阈值出现前 1 min 的强度为有氧踏车训练的靶强度,即代谢当量 3.0 METs;踏车负荷 31 W(60 转/分),靶心率 95 次/分。

（3）合理营养：体重指数 25.46 kg/m²，继续控制体重，使 BMI <24 kg/m²。

（撰写：李　擘　　审校：杨　坚）

第二节　病例二

一、病例资料

（一）现病史

患者，男性，71 岁，因左侧肢体活动不利 5 个月余入院。患者 5 个多月前（2017 年 11 月）不慎跌倒，当晚出现口齿不清，第 2 日出现口角歪斜，第 4 天口角歪斜加重，同时出现左侧肢体活动不利，行走不能，无肢体抽搐、二便失禁，无头痛、头晕，无恶心、呕吐等不适。至外院就诊急查头颅 CT 未见出血，考虑脑梗死。头颅 MRI 提示：右侧额叶，右侧放射冠区多发急性腔隙性梗死、右侧颞叶少许亚急性腔隙性梗死。给予活血化瘀、抗血小板聚集、营养神经、稳定斑块等治疗后至外院康复治疗，遗留左侧肢体活动不利，现为进一步康复治疗收入院。

（二）既往病史

有高血压史 10 年，最高达 180/110 mmHg；有糖尿病史，目前服用拜糖平、二甲双胍治疗；有冠心病病史 3 年，2016 年 4 月行 PCI 术，植入冠脉支架 2 枚。

（三）个人史

有吸烟史 40 年，每日 15～20 支，不饮酒。

(四) 体格检查

查体：T 36.8℃，P 70 次/分，R 18 次/分，BP 130/75 mmHg，身高 175 cm，体重 77 kg，BMI 25.14 kg/m^2，神清，呼吸平稳，口唇无绀。颈软，颈静脉无怒张，气管居中，心前区未见异常隆起、凹陷，心脏相对浊音界叩诊无扩大，HR 84 次/分，律齐，各瓣区未闻及病理性杂音，双下肢无浮肿。

(五) 专科检查

神志清，理解力、定向力可，计算力、记忆力可，口齿表达略含糊。左侧鼻唇沟稍浅，吞咽筛检（＋），Brunnstrom 分级左上肢 2 级，手 2 级，下肢 3 级，左侧肢体深浅感觉减退，左肱二头肌反射、膝反射存在，左侧 Babinski 征（＋），左上肢屈肌张力 1＋级，坐位平衡 2 级，立位平衡 1 级，ADL 30 分，左肩疼痛，VAS 4 分，左手肿胀。

(六) 辅助检查

1. 头颅 MRI　脑干梗塞灶、两侧基底节区、放射冠区及半卵圆中心多发腔隙性脑梗死；脑白质变性。

2. 冠脉 CTA　冠状动脉粥样硬化改变，右冠脉及后降支、左室后支局限性中重度狭窄，左前降支近中段支架置入术后，第 1 对角支近段轻度狭窄，左回旋支近段轻中度狭窄。

3. 心电图　窦性心律；T 波改变。

4. 24 h 动态心电图　窦性心律；偶发房性期前收缩；偶发间位性室性早搏；ST－T 改变。

5. 心脏超声　左室壁多壁段不同程度增厚；主动脉瓣钙化伴轻度返流；二尖瓣后叶瓣钙化，EF 58%。

二、诊断及诊断依据

(一) 诊断

脑梗死后遗症,左侧肢体运动感觉功能障碍,吞咽、平衡功能障碍,日常生活能力障碍;冠心病,PCI 术后,心功能Ⅱ~Ⅲ级;陈旧性心肌梗死;高血压病 3 级(极高危);2 型糖尿病。

(二) 诊断依据

1. 左侧肢体活动不利,伴口齿含糊记忆力减退。

2. 查体 左侧鼻唇沟变浅,Brunnstrom 分级左上肢 3 级,手 2 级,下肢 3 级,左侧肢体浅感觉减退,位置觉减退,左侧 Babinski 征 (＋),左上肢屈肌张力 1＋级,坐位平衡 2 级,立位平衡 1 级,ADL 30 分。左肩疼痛,VAS 4 分,左手肿胀。

3. 辅助检查

(1) 头颅 MRI 多发腔隙性脑梗死(脑干梗塞灶、两侧基底节区、放射冠区及半卵圆中心);脑白质变性。

(2) 冠脉 CTA 冠状动脉粥样硬化改变,支架植入术后。

(三) 鉴别诊断

1. 脑出血 本病好发于中老年有高血压的患者,发病急,活动中起病,进展快,多有头痛、呕吐等颅内压升高症状,常有意识障碍,头颅 CT 可见脑实质内有高密度病灶,可鉴别。

2. 短暂性脑缺血发作(TIA) 可有一过性头晕、一侧肢体偏瘫症状,一般无意识障碍,症状持续 10~20 min,多在 1 h 内缓解,最长不超过 24 h,不留后遗症,头颅 CT/MRI 无阳性表现,可鉴别。

3. 颅内肿瘤 多见慢性进行性加重的颅高压和神经系统症状

体征,头颅 CT 可见占位影。本患者发病形式及 CT 均不支持,故不符。

三、治疗经过

(一) 一般治疗

抗血小板聚集(拜阿司匹林),稳定斑块(阿托伐他汀),控制血糖(拜糖平),控制血压(厄贝沙坦),降低心肌耗氧(倍他乐克),扩冠(单硝酸异山梨酯)。

(二) 心肺运动试验

入院第 4 日进行第 1 次心肺运动试验。测试方案:RAMP 方案(斜率 10 W/min)。

测试经过:运动总时间 7 min,目标心率 125 次/分,运动最大心率 112 次/分,未达到目标心率,未测出无氧阈及 VO_2max。运动负荷 31 W 时测得峰值摄氧量[摄氧量/kg:12 ml/(min·kg)](表 10-2-1)。与运动前相比运动中、运动后未见 ST 段异常变化。

表 10-2-1 第 1 次心肺运动测试结果

时间	HR (次/分)	BP (mmHg)	代谢当量 (METs)	负荷 (W)	氧脉搏 (ml/beat)	CO_2 呼出量 (l/min)	摄氧量 (l/min)	摄氧量/千克[ml/(min·kg)]	每分通气量 (l/min)
安静时	92	135/73	1.2		3.7	0.303	0.336	4	13.2
0 瓦时	98	139/71	1.8	0	5.0	0.472	0.592	6	19.6
峰值摄氧量时	110	131/72	3.4	31	8.3	0.849	0.913	12	29.1

(三) 康复治疗

1. 康复治疗目标 完善左侧肢体主动运动,并诱发分离运动,提高坐、立位平衡能力,改善手功能及心肺功能,促进日常生活及运动能力的恢复,控制基础疾病,预防再次脑卒中的危险因素。

2. 康复治疗计划

(1) 脑卒中康复治疗方案　偏瘫肢体训练完善左侧肢体主动运动并诱发分离运动、平衡功能训练提高转移能力及立位平衡、作业疗法提高日常生活自理能力、生物反馈刺激肌肉收缩、等速肌力训练提高患肌耐力、物理治疗改善局部血液循环。

(2) 有氧运动处方:

1) 运动形式:踏车。

2) 运动频率:每周 3～5 次。

3) 运动强度:取 65% 峰值摄氧量时的强度为有氧踏车训练的靶强度,即代谢当量 3.0 METs;踏车负荷 21 W(60 转/分),靶心率 105 次/分。

4) 热身运动:有氧操 5 min;

5) 整理运动:放松练习及牵伸练习 5～10 min 恢复至平时的呼吸和心率。

(四) 合理营养

患者 BMI 25.14 kg/m^2,应适当减少能量摄入,控制体重,使 BMI<24 kg/m^2。

(五) 日常生活指导

根据心肺运动试验测得患者能量消耗水平在 3.0 METs,故建议患者可进行洗漱、穿衣和轻家务。

(六) 健康教育

提醒戒烟。

四、目前状况

患者康复治疗过程中未出现胸闷、心悸、大汗,血压异常,心电监护示有氧运动过程中未出现室性心律失常,经过 12 周康复治疗,患者可以监护下独立步行。

查体:体重 73.6 kg,BMI 24.03 kg/m^2,Brunnstrom 分级左上肢 4 级,手 4 级,下肢 5 级,坐位平衡 2 级,立位平衡 2 级,ADL 60 分。

复测心肺运动试验,运动负荷 39 W 时测得峰值摄氧量 14 ml/(min·kg),患肢参与下的运动能量消耗水平可达 3.6 METs(表 10-1-2)。

患者康复治疗过程中未出现胸闷、心悸、大汗,血压异常,心电监护示有氧运动过程中未出现室性心律失常,经过 12 周康复治疗,患者可以监护下独立步行。

查体:Brunnstrom 分级左上肢 4 级,手 4 级,下肢 5 级,四肢肌张力不高,坐位平衡 2 级,立位平衡 2 级,ADL 60 分。

复测心肺运动试验,运动负荷 34 W 时测得峰值摄氧量[摄氧量/kg:14 ml/(min·kg)],患肢参与下的运动能量消耗水平可达 3.7 METs(表 10-2-2)。

表 10-2-2　第 2 次心肺运动测试结果

时间	HR (次/分)	BP (mmHg)	代谢当量 (METs)	负荷 (W)	氧脉搏 (ml/beat)	CO_2 呼出量 (l/min)	摄氧量 (l/min)	摄氧量/千克[ml/(min·kg)]	每分通气量 (l/min)	CO_2 呼出当量
安静时	83	134/80	1.4		4.5	0.341	0.370	5	13.5	36.1
0 瓦时	99	138/75	2.9	0	7.8	0.728	0.892	10	24.8	32.0
峰值摄氧量时	107	130/71	3.7	34	9.2	0.942	0.987	14	31.8	31.9

五、调整康复治疗方案

1. 康复目标调整　提高左上肢精细运动能力,提高步行稳定性,改善心肺功能,提高生活自理能力,控制基础疾病,预防再次脑卒中的危险因素。

2. 康复治疗计划

(1) 脑卒中康复治疗方案调整:偏瘫肢体综合训练完善左侧肢体分离运动,手功能训练及作业治疗改善左手精细运动功能,平衡训练提高坐步行稳定性,作业治疗提高生活自理能力。

(2) 有氧运动处方调整:运动强度取 65% 峰值摄氧量的强度为有氧踏车训练的靶强度,即代谢当量 3.2 METs;踏车负荷 32 W (60 转/分),靶心率 98 次/分。

(3) 合理营养:BMI 24.03 kg/m^2,应适当减少能量摄入,控制体重,使 BMI<24 kg/m^2。

(撰写:刘功亮　校审:李　擎)

参考文献

[1] 卞伯高,潘华山,冯毅翀.健身气功五禽戏对中老年人心血管功能的影响效果研究[J].广州中医药大学学报,2013,(01):26—29.

[2] 车琳.心血管疾病社区防治的理想模式社区心脏康复与心血管疾病二级预防的整合[J].中华医学信息导报,2012,27(24):21—21.

[3] 陈纪言,陈韵岱,韩雅玲,等.经皮冠状动脉介入治疗术后运动康复专家共识[J].中国介入心脏病学杂志,2016,24(7):361—369.

[4] 陈松文,刘少稳.心房颤动患者应用新型口服抗凝药物的指南解读[J].诊断学理论与实践,2015,14(03):204—207.

[5] 陈伟伟.中国心血管病报告2015[M].北京:中国大百科全书出版社,2014.

[6] 陈秀丽,车琳,邓兵.心脏康复与心血管疾病二级预防整合[J].中国现代医生,2012,50(18):123—124.

[7] 丁荣晶.《冠心病心脏康复/二级预防中国专家共识》解读[J].岭南心血管病杂志,2013,19(2):123—126.

[8] 丁荣晶,胡大一,王乐民.心脏康复临床操作实用指南[M].北京:北京大学医学出版社,2017.

[9] 国家卫生计生委合理用药专家委员会,中国医师协会高血压专业委员会.高血压合理用药指南(第2版)[J].中国医学前

沿杂志(电子版),2017,9(07):28—126.

[10] 国家卫生计生委合理用药专家委员会.中国药师协会冠心病合理用药指南[J].中国医学前沿杂志(电子版),2016,8(06):19—108.

[11] 郭继鸿.心房颤动的抗凝治疗2011[J].中国心血管杂志,2011,16(02):83—86.

[12] 郭媛,杨天,许丹焰,等.心脏康复措施的现状及研究进展[J].中国动脉硬化杂志,2013,21(7):668—671.

[13] 国务院办公厅关于推进分级诊疗制度建设的指导意见国办发(2015)70号[R].中华人民共和国国务院公报,2015,(27):27—31.

[14] 贺军,申鹏飞.针刺治疗卒中后抑郁症临床疗效研究[J].针刺研究,2007,32(1):58—61.

[15] 侯云英,汪小华,张永红.冠状动脉硬化性心脏病患者居家运动康复的研究进展[J].解放军护理杂志,2015,32(4):41—44.

[16] 胡树罡,王磊,欧阳钢,等.电针对运动后心率恢复异常冠心病患者心肺功能及生存质量的影响[J].中国康复医学杂志,2016,31(12):1318—1323.

[17] 黄海燕,罗健,徐玉兰,等.渐进式直立活动对ICU呼吸机依赖患者成功撤机的影响[J].护理学杂志,2014,29(24):19—21.

[18] 黄晓琳,燕铁斌.康复医学[M].5版.北京:人民卫生出版社,2013:4—5.

[19] 李清,陈灏珠.实用心脏病学[M].5版.上海:上海科学技术出版社,2016:858—859.

[20] 李擎,杨坚,范利,等.监控下持续靶强度有氧运动对脑卒中合并冠心病患者有氧代谢能力和体质指标的影响[J].中国

康复医学杂志.2016,31(2):183—188.

[21] 梁崎,郭兰.冠心病的社区康复指导(一)[J].中华全科医师杂志,2012,11(1):26—27.

[22] 梁崎,郭兰.合理开展冠心病患者的社区心脏康复[J].中国医学前沿杂志电子版,2013,5(9):16—19.

[23] 林小丽,陈静薇,张广清,等.八段锦运动对冠状动脉搭桥术后患者生存质量的影响[J].护理学报,2012(16):63—67.

[24] 刘功亮,杨坚,李擎,等.冠心病康复中有氧运动强度设定方法的比较及展望[J].体育科研,2016,37(2):84—89.

[25] 刘前桂,李永杰,郑曦,等.6分钟步行实验在呼吸康复训练中的临床应用[J].临床肺科杂志,2010,15(1):129—131.

[26] 刘洎,张薇,杨晓龙,等.冠心患者康复训练后有氧工作能力和心肌供氧的变化[J].体育科学,2007,(06):35—38.

[27] 陆晓.心脏康复的演变与进展[J].中国康复医学杂志,2017,32(1):48.

[28] 闵瑜,吴媛媛,燕铁斌.改良Barthel指数(简体中文版)量表评定脑卒中患者日常生活活动能力的效度和信度研究[J].中华物理医学与康复杂志,2008,3:185—188.

[29] 倪莹莹,王首红,宋为群,等.神经重症康复中国专家共识(上)[J].中国康复医学杂志,2018,(1):7—14.

[30] 潘华山.八段锦运动负荷对老年人心肺功能影响的研究[J].新中医,2008,(01):55—57.

[31] 邱玲,刘遂心.徒手评定方法及其在心肺康复中的应用[J].中华物理医学与康复杂志,2016,8(6):468—472.

[32] 曲冰,郑洁皎.太极拳对预防社区老年人跌倒的作用研究进展[J].中国康复理论与实践,2017,(09):1072—1076.

[33] 上海市康复医学会心脏康复专业委员会,脑卒中合并稳定性冠心病运动康复专家共识编写组.脑卒中合并稳定性冠心病

运动康复专家共识[J].中国康复医学杂志,2018,33(4):379—384.

[34] 沈滢,殷稚飞,戴文骏,等.对侧控制型功能性电刺激对脑卒中患者上肢功能的影响[J].中国康复医学杂志,2014,29(12):1119—1123.

[35] 宋丽波,董国菊,杨丽丽,等.健身气功六字诀对冠心病合并抑郁状态患者的影响[J].环球中医药,2017,(08):869—871.

[36] 孙兴国.心肺运动试验的规范化操作要求和难点——数据分析图示与判读原则.中国应用生理学杂志,2015,31(4):361—365.

[37] 孙英贤.中国医师协会关于我国高血压诊断标准及降压目标科学声明[J].中华高血压杂志,2018,26(02):107—109.

[38] 汪军,崔晓.针刺治疗痉挛研究进展[J].中国康复医学杂志,2012,27(2):191—193.

[39] 王红宇.社区远程心脏监测技术和服务模式[J].国际心血管杂志,2016,16(1):51—54.

[40] 王磊,郭兰.心脏运动康复(心脏运动康复临床实践培训教材)[M].南京:东南大学出版社,2014.

[41] 王茂斌.脑卒中的康复医疗[M].北京:中国科学技术出版社,2006:43.

[42] 王雅明,金海,许卓.心脏康复的最新进展[J].中国老年学杂志,2016,36(8):2021—2023.

[43] 王玉龙.康复功能评定学[M].北京:人民卫生出版社,2013:223—224.

[44] 魏笑.脑卒中的运动康复治疗[J].品牌月刊,2015,(4):2.

[45] 吴欣媛,李莉,丁沛然,等.八段锦对62例冠心病合并抑郁状态患者的影响[J].世界中医药,2014,(01):39—40.

[46] 吴兆苏,霍勇,王文,等.中国高血压患者教育指南[J].中华

高血压杂志,2013,21(12):1123—1149.

[47] 谢冬玲,朱丽芳,刘惠宇,等.头皮针对脑卒中康复期患者认知与运动功能障碍疗效观察[J].中国康复理论与实践,2007,13(6):542—543.

[48] 熊向晖,邓旭.八段锦对冠心病慢性心力衰竭患者的疗效观察[J].中国现代医药杂志,2016,(05):55—56.

[49] 燕铁斌.现代康复治疗学[M].2版,广州:广东科技出版社,2012:171—185;275—280.

[50] 杨传华,陆峰.美国2007心脏康复和二级预防指南解读[C].全国中西医结合养生学与康复医学学术研讨会,2009.

[51] 杨慧馨,唐强.太极拳用于脑卒中患者运动功能障碍康复的临床观察[J].中国康复医学杂志,2016,(10):1146—1148.

[52] 杨坚,沈玉芹,李擎.脑卒中合并稳定性冠心病运动康复专家共识[J].中国康复医学杂志,2018,33(4):379—384.

[53] 于兑生.偏瘫康复治疗技术图解[M].北京:华夏出版社,2006:14—30.

[54] 越焕,单述刚.脑卒中后躯干屈曲的动力学分析[J].神经损伤与功能重建,2008,3(6):441—441.

[55] 张蕙,吴毅,胡永善.影响脑卒中患者日常生活活动能力预后的相关因素分析[J].中国康复医学杂志,2008,23(2):130—131.

[56] 赵佳.核心区力量及训练研究进展[J].天津体育学院学报,2009,24(3):218—220.

[57] 中国高血压防治指南修订委员会.中国高血压防治指南2010[J].中华心血管病杂志,2011,39(7):579—616.

[58] 中国康复医学会心血管专业委员会,中国老年学学会心脑血管病专业委员会.慢性稳定性心力衰竭运动康复中国专家共识[J].中华心血管杂志,2014,42(9):714—720.

[59] 中国康复医学会心脏康复专业委员会.稳定性冠心病心脏康复药物处方管理专家共识[J].中华心血管病杂志,2016,44(1):7—11.

[60] 中国老年学和老年医学学会心脑血管病专业委员会,中国医师协会心血管内科医师分会.老年高血压的诊断与治疗中国专家共识(2017 版)[J].中华内科杂志,2017,(11):885—893.

[61] 中国脑梗死急性期康复专家共识组.中国脑梗死急性期康复专家共识[J].中华物理医学与康复杂志,2016,38(1):1—6.

[62] 丁香园.中国缺血性脑卒中血脂管理指导规范[J].实用心脑肺血管病杂志,2015,23(04):117.

[63] 中华医学会糖尿病学分会.中国 2 型糖尿病防治指南(2017年版)[J].中国实用内科杂志,2018,38(04):292—344.

[64] 中华人民共和国国家卫生和计划生育委员会.中国临床戒烟指南(2015 年版)[J].中华健康管理学杂志,2016,(2):88—95.

[65] 中华医学会心血管病学分会,中国康复医学会心血管病专业委员会,中国老年学学会心脑血管病专业委员会.冠心病康复与二级预防中国专家共识[J].中华心血管病杂志,2013,41(4):267—275.

[66] 中华医学会心血管病学分会,中国康复医学会心血管病专业委员会.冠心病康复与二级预防中国专家共识[J].中华心血管病杂志,2013,41(4):267—275.

[67] 中华医学会心血管病学分会,中华心血管病杂志编辑委员会.非 ST 段抬高型急性冠状动脉综合征诊断和治疗指南[J].中华心血管病杂志,2017,45(5):362—367.

[68] 中华医学会心血管病学分会,中华心血管病杂志编辑委员会.慢性稳定性心绞痛诊断与治疗指南[J].中华心血管病杂

志,2007,35(3):198—204.

[69] 中华医学会心血管病学分会.冠心病康复与二级预防中国专家共识[J].中华心血管病杂志,2013,41(4):267—275.

[70] 朱福,卞士平.临床远程心电监测学[M].上海:上海辞书出版社,2017:61—87.

[71] 诸骏仁,高润霖,赵水平,等.中国成人血脂异常防治指南(2016年修订版)[J].中国循环杂志,2016,31(10):937—953.

[72] 阻塞性睡眠呼吸暂停与卒中诊治专家共识组.阻塞性睡眠呼吸暂停与卒中诊治专家共识[J].中华内科杂志,2014,53(8):657—664.

[73] Ben KW, Press J, Sclascla A. The role of core stability in athletic function[J]. Sports Med, 2006,36(3):189-198.

[74] Billinger SA, Coughenour E, Mackay-Lyons MJ, et al. Reduced cardiorespiratory fitness after stroke: biological consequences and exercise-induced adaptations[J]. Stroke Res Treat, 2012:959120.

[75] Buhl R, Carstensen H, Hesselkilde EZ, et al. Effect of induced chronic atrial fibrillation on exercise performance in Standardbred trotters. J Vet Intern Med, 2018,32(4):1410-1419.

[76] Denehy L, Berney S. Physiotherapy in the intensive care unit [J]. Phys Ther Rev, 2016,11(1):49-56.

[77] Fugl-Meyer AR, Jaasko L, Leyman I, et al. The post-stroke hemiplegic patient[J]. Scand J Rehabil Med, 1975,7:13-31.

[78] Gosselink R, Clerckx B, Robbeets C, et al. Physiotherapy in the intensive care unit [J]. Neth J Criti Care, 2011,15

(2):1-10.

[79] Guillaume G, Florence D, Wulfran B, et al. Immediate percutaneous coronary intervention is associated with improved short-and long-term survival after out-of-hospital cardiac arrest [J]. Circ Cardiovasc Interv, 2015, 8(10):e002303.

[80] Heinze-Milne S, Bakowsky V, Giacomantonio N, et al. Effects of a 12-week cardiovascular rehabilitation programme on systemic inflammation and traditional coronary artery disease risk factors in patients with rheumatoid arthritis (CARDIA trial): a randomised controlled trial [J]. BMJ Open, 2017, 7(12):e18540.

[81] Ji R, Wang D, Shen H, et al. Interrelationship among common medical complications after acute stroke: pneumonia plays an important role [J]. Stroke, 2013, 44(12):3436-3444.

[82] Wasserman K, Hansen J. 心肺运动试验的原理及其解读 [M]. 4 版. 文富强, 译. 北京:科学出版社, 2008:169—268.

[83] Kazuaki S, Katsuyuki A, Toshiro F, et al. The Japanese Society of Hypertension Guidelines for the management of Hypertension(JSH2014) [J]. Hypertens Res, 2014, 37(4):253-392.

[84] Khandelwal P, Yavagal DR, Sacco RL. Acute ischemic stroke intervention [J]. J Am Coll Cardiol, 2016, 67(22):2631-2644.

[85] Kim MS, Michelle A, Sandrey A. Core stability training program fortennis athletes [J]. Athl Therapy Today, 2007, (5):41-46.

[86] Kucio E, Polak A, Kucio C. The use of neuromuscular electrical stimulation of the lower limbs skeletal muscles in cardiac rehabilitation of patients with chronic heart failure [J]. Physiother Health Act, 2014, 22(1): 28 - 34.

[87] Levine GN, Bates ER, Bittl JA, et al. 2016 ACC/AHA guideline focused update on duration of dual antitplatelet therapy in patients with coronary artery disease: a report of the American college of Cardiology/American heart association task force on clinical practice guidelines [J]. J Am Coll Cardiol, 2016, 68(10): 1082 -1115.

[88] Mcwilliams D, Weblin J, Atkins G, et al. Enhancing rehabilitation of mechanically ventilated patients in the intensive care unit: a quality improvement project [J]. J Criti Care, 2015, 30(1): 13 - 18.

[89] Munk PS, Staal EM, Butt N, et al. High-intensity interval training may reduce in-stent restenosis following percutaneous coronary intervention with stent implantation a randomized controlled trial evaluating the relationship to endothelial function and inflammation [J]. Am Heart J, 2009, 158(5): 734 - 741.

[90] Ofek H, Alperin M, Knoll T, et al. Assessment of texture discrimination ability at the sole of the foot in subjects with chronic stroke compared with young and elderly subjects with no neurological deficits: a reliability and validity study [J]. Disabil Rehabil, 2018, 40(16): 1960 - 1966.

[91] Pinheiro MB, Polese JC, Faria CD, et al. Inspiratory muscular weakness is most evident in chronic stroke survivors with lower walking speeds [J]. Eur J Phys

Rehabil Med,2014,50(3):301-307.

[92] Pollock RD, Rafferty GF, Moxham J, et al. Respiratory muscle strength and training in stroke and neurology: a systematic review[J]. Int J Stroke,2013,8(2):124-130.

[93] Rubini GM, Reiter M, Twerenbold R, et al. Sex-specific chest pain characteristics in the early diagnosis of acute myocardial infarction[J]. JAMA Intern Med, 2014, 174 (2):241-249.

[94] Sabut SK, Sikdar C, Kumar R, et al. Functional electrical stimulation of dorsiflexor muscle: effects on dorsiflexor strength, plantarflexor spasticity, and motor recovery in stroke patients[J]. Neuro Rehabilitation,2011,29:393-400.

[95] Sillen MJ, Wouters EF, Franssen FM, et al. Oxygen uptake, ventilation, and symptoms during low-frequency versus high-frequency NMES in COPD: a pilot study [J]. Lung,2011,189(1):21-26.

[96] Warner MM. 心脏康复的过去、现在和未来[J]. 中国胸心血管外科临床杂志,2015,22(8):709—718.

图书在版编目(CIP)数据

脑卒中合并冠心病运动康复/杨坚,李擎,朱福主编.—上海：
复旦大学出版社,2019.5
ISBN 978-7-309-14161-0

Ⅰ.①脑… Ⅱ.①杨…②李…③朱… Ⅲ.①脑血管疾病-并发症-冠心病-康复
Ⅳ.①R743.309②R541.409

中国版本图书馆 CIP 数据核字(2019)第 026833 号

脑卒中合并冠心病运动康复
杨 坚 李 擎 朱 福 主编
责任编辑/王 瀛

复旦大学出版社有限公司出版发行
上海市国权路 579 号 邮编：200433
网址：fupnet@fudanpress.com http://www.fudanpress.com
门市零售：86-21-65642857 团体订购：86-21-65118853
外埠邮购：86-21-65109143 出版部电话：86-21-65642845
常熟市华顺印刷有限公司

开本 890×1240 1/32 印张 8.625 字数 203 千
2019 年 5 月第 1 版第 1 次印刷

ISBN 978-7-309-14161-0/R·1723
定价：88.00 元

如有印装质量问题，请向复旦大学出版社有限公司出版部调换。
版权所有 侵权必究